Machs gut Dicker - Die besten Hacks für Deinen Stoffwechsel

Von Andreas Lerg

Buchbeschreibung:

Dieses Buch richtet sich an Männer. An Männer mit Wampe, die gerne Männer ohne Wampe wären. An Männer, die schlank, fit, stark und gesund werden wollen. Es ergänzt als Band 2 die Hauptausgabe "Machs gut Dicker - Für Männer, die schlank, fit, stark und gesund werden wollen" und liefert Tipps und Tricks in Form von Hacks für den Stoffwechsel und die Fettverbrennung. Einfache Tipps und Tricks, die ohne ungesunde Chemie oder irgendwelche hoffungslos überteuerten Wundermittelchen aus dem Internet funktionieren oder die gar illegal wären. Nein, Dinge, die Du in jedem Lebensmittelladen kaufen oder aber selbst machen kannst.

Über den Autor:

Andreas Lerg ist Journalist und Autor. Er arbeitet als Redakteur bei einer großen regionalen Tageszeitung. Zudem ist er in der Erwachsenenbildung tätig. Er lebt in Oppenheim am Rhein im schönen Rheinhessen.

Machs gut Dicker - Die besten Hacks für Deinen Stoffwechsel

Von Andreas Lerg

In den Weingärten 23
55276 Oppenheim

www.machs-gut-dicker.de

2. Auflage, 2019

© Februar Alle Rechte vorbehalten.

In den Weingärten 23

55276 Oppenheim

Herstellung und Verlag:

BoD - Books on Demand, Norderstedt

ISBN: 9783748164036

Bibliografische Information der Deutschen Nationalbibliothek: Die Deutsche Nationalbibliothek verzeichnet diese Publikation in der Deutschen Nationalbibliografie; detaillierte bibliografische Daten sind im Internet über dnb.de abrufbar.

Inhaltsverzeichnis

Vorwort

In diesem Buch liefere ich Dir eine ganze Reihe von Hacks, mit denen Du Deinen Stoffwechsel und Deine Fettverbrennung ordentlich auf Touren bringen kannst. Nein, diese Hacks bestehen nicht aus irgendwelchem Dopingzeug, dass man in dunklen Ecken hinter dem Fitnessstudio kauft. Nicht aus irgendwelchen Wundermitteln, die die Nahrungsergänzungsmittel-Industrie mit reißerischen Produktnamen wie „Fat-Burner" und Ähnlichem an den Mann bringen will. Nicht von Substanzen und Pillen, die gesundheitlich bedenklich sind und über das Internet irgendwo aus Fernost verkauft werden.

Ich rede von ganz normalen Hacks, die Du mit alltäglichen Nahrungsmitteln oder anderen einfachen und ungefährlichen Maßnahmen erreichen kannst. Mit Nahrungsmitteln, die Du in jedem normalen Supermarkt bekommst und die nicht unter dem Etikett

„Superfood" für viel zu viel Geld verkauft werden. Aber auch von Tipps und Tricks, die Dich gar nichts kosten außer vielleicht ein paar Minuten Zeit. Und wenn Du in das Thema „schlank, fit, stark und gesund" ausführlicher einsteigen willst, dann lege ich Dir mein Buch „Machs gut Dicker - Für Männer, die schlank, fit, stark und gesund werden wollen" ans Herz.

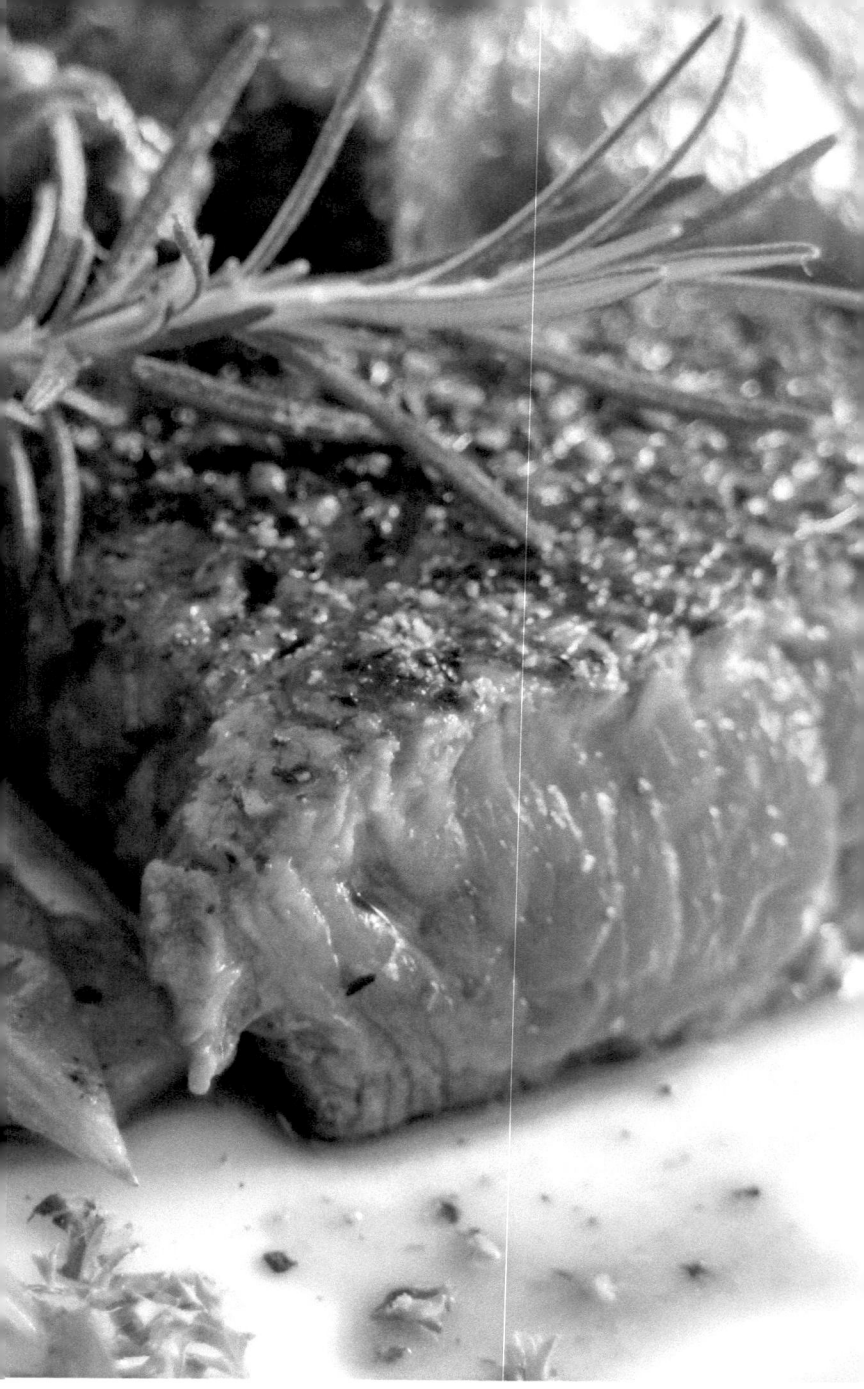

Genug essen

Auch wenn Du abnehmen willst, ist es wichtig, dass Du genug isst. Wenn Du ein Kaloriendefizit einhalten willst, um Fett und damit Übergewicht abzubauen, dann darf dieses Defizit nicht zu krass und groß sein. Auf keinen Fall solltest Du mit dem Defizit unter Deinen Grundumsatz sinken. Warum? Ganz einfach, wenn Dein Körper merkt, dass er massiv unterversorgt ist, wird er den Stoffwechsel absenken, quasi auf den Notfallmodus schalten, und damit auch die Fettverbrennung stoppen.

Damit nicht genug. Wenn Du Deinem Körper eine solche Hungerkur über längere Zeit zumutest, dann wird er auch Muskeln abbauen, um den Energieverbrauch weiter zu senken. Deshalb musst Du, um erfolgreich abzunehmen, trotzdem genug essen!

Also. Rechne aus, wie hoch Dein Grundumsatz, Dein Leistungsumsatz, und damit Dein Gesamtkalorienbedarf ist. Dann ermittele aus diesen Daten ein gesundes Kaloriendefizit, mit dem Du abnehmen kannst, ohne Dich beziehungsweise Deinen Körper in eine Hungersnot zu treiben. Wie das funktioniert und noch viel mehr, erkläre ich Dir ausführlich in meinem Buch „Machs gut Dicker - Für Männer, die schlank, fit, stark und gesund werden wollen!"

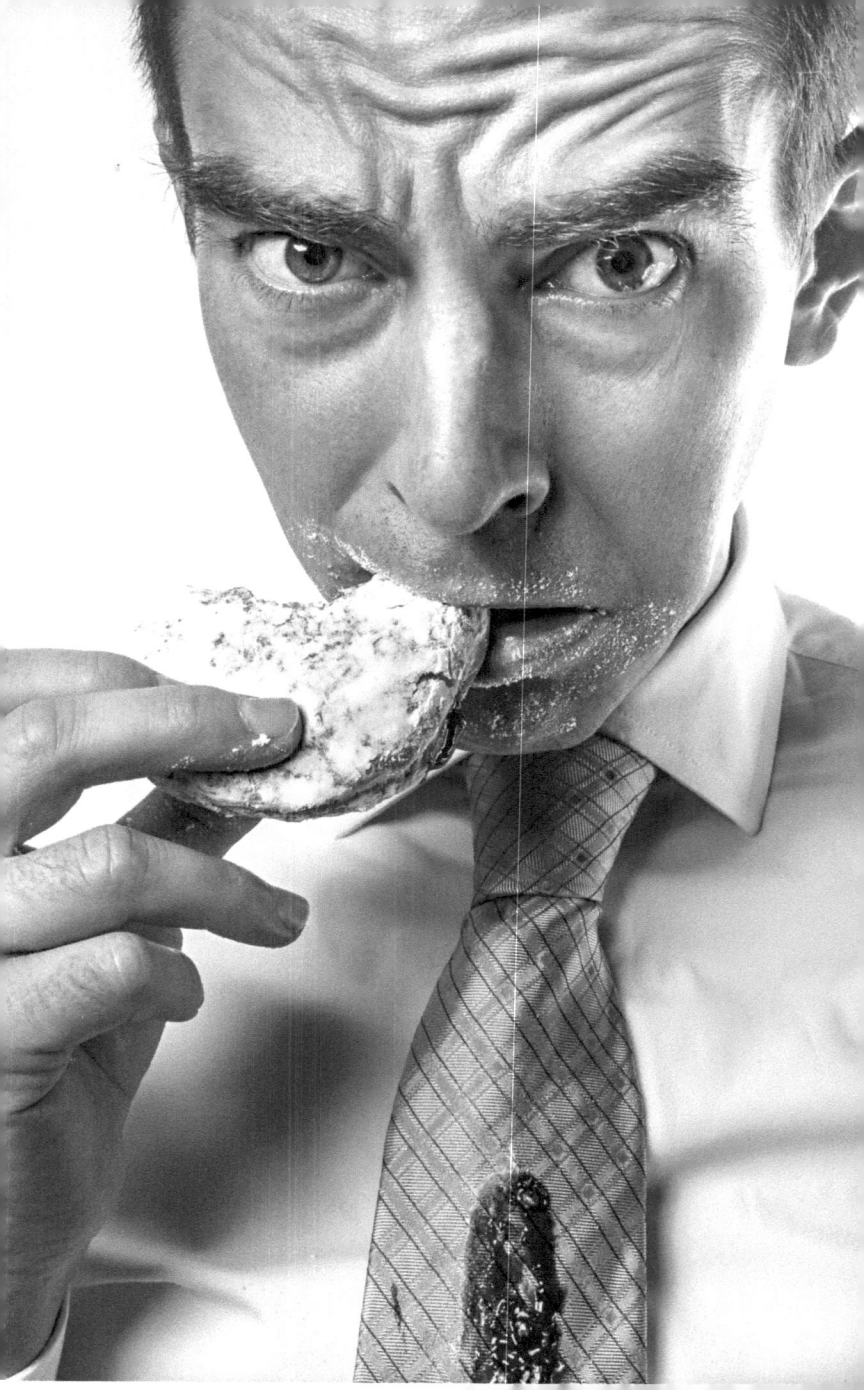

Gründlich kauen, langsam essen

Im hektischen Berufsalltag kommt das Essen oft zu kurz. Es wird schnell irgendwo irgendwas verschlungen. Hauptsache satt und Hauptsache es kostet nicht viel Zeit. Das ist falsch. Du solltest nicht nur gutes und gesundes Essen auswählen. Du solltest das dann auch langsam, in Ruhe und mit Genuss essen und vor allem langsam und gründlich Kauen! Wer schnell isst und wenig gekaute Bissen runter schlingt, bremst seinen Stoffwechsel gleich mehrfach aus. Schon im Mund durch den Speichel werden der Nahrung Verdauungsenzyme beigemischt, die die Verarbeitung der Nahrung erleichtern. Wenn Du dein Essen schnell runter schlingst, passiert das weniger oder fast gar nicht und das Verdauen wird schwerer. Und wenn statt dem klein gekauten Nahrungsmittelbrei eher dicke Brocken im Magen landen, ist es für den Stoffwechsel deutlich schwerer, diese zu verarbeiten, denn die müssen erst einmal zerkleinert werden. Kommt hingegen gründlich durchgekaute Nahrung im Magen an, kann die Verdauung direkt daran gehen, die Nährstoffe heraus zu lösen.

Also, iss langsam und kau den Essen gründlich und helfe Deiner Verdauung so bei ihrer Arbeit. Das auch dadurch, dass Dein Magen mehr Zeit hat, die richtigen Verdauungsenzyme bereitzustellen, denn die Sensoren im Mund signalisieren dem Magen auch „was gleich unten ankommt". Auch das bringt den Stoffwechsel auf Trab. Das langsame Essen hat auch einen weiteren Vorteil. Du kannst die Mahlzeit viel besser genießen.

Nicht nur dass, wenn Du schnell und hektisch futterst, wird auch das Sättigungsgefühl gestört. Es dauert etwa 20 Minuten, bis ein Sättigungsgefühl einsetzt. Wer schnell und hektisch frisst, statt langsam zu genießen, haut sich in diesen 20 Minuten auch viel mehr Futter und damit Kalorien rein, als nötig wäre, um satt und mit allem versorgt zu sein. Schnell zu essen macht also auch schneller dick.

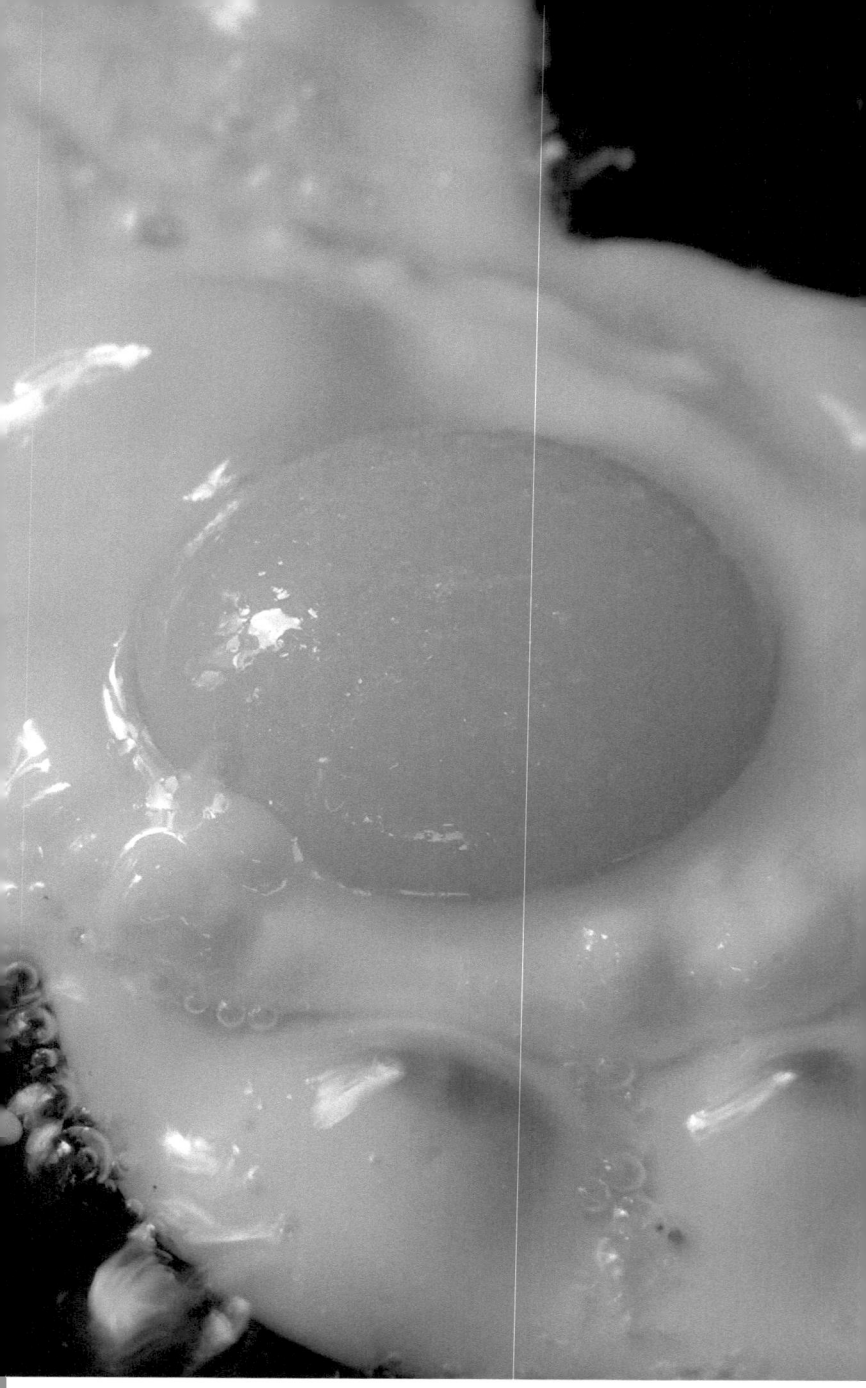

Mehr gutes Protein futtern

An Trainingstagen sowieso, aber auch sonst solltest Du viel gutes Protein essen. Auch damit kannst Du Deinen Stoffwechsel auf Touren bringen. Die Verdauung selbst verbraucht ebenfalls Kalorien. Im Durchschnitt circa zehn Prozent der Kalorien, die bei der Verdauung verarbeitet werden, gehen für die Verdauung selbst drauf. Kohlenhydrate und Fett kann Deine Verdauung recht effizient und energiesparend verarbeiten. Maximal zehn Prozent der Kalorien, die Kohlenhydrate und fünf Prozent, die Fett mitbringen, werden für deren Verdauung verbraucht. Von 100 Kilokalorien sind das demnach maximal zehn. 90 Kilokalorien stehen dem restlichen Körper zur Verfügung. Wenn diese 90 Kilokalorien nicht vollständig von Muskeln und anderen Organen verbraucht werden, kann ein Teil davon in Fett umgewandelt als Energiereserve im Langzeitspeicher - Deiner Wampe - landen.

Protein aber ist für Deine Verdauung schwerer zu knacken und damit verbraucht die Verarbeitung von Protein mehr Energie. So gehen etwa 30 Prozent der Kalorien, die in Protein stecken, für dessen Verarbeitung drauf. Von 100 Kilokalorien sind das also 30. Und 70 Kilokalorien stehen dem restlichen Körper zur Verfügung. Theoretisch bleibt davon dann auch weniger für den Fett-Langzeitspeicher übrig.

Sorge also dafür, dass in Deiner täglichen Nahrung auch ein guter Anteil hochwertiger Proteine steckt. Zu nennen wären Hühnchen, Pute, fetter Fisch wie Lachs, aber auch Hülsenfrüchte, um nur einige wenige Beispiele zu nennen. Und nach dem Krafttraining darfst Du Dir auch gerne einen Proteinshake gönnen. Am besten mit Magermilch, Buttermilch oder Wasser angerührt.

Und wieviel Protein solltest Du essen? Ein guter Richtwert sind zwei Gramm pro Kilo Körpergewicht. Und wenn Du intensives

Krafttraining betreibst auch gerne drei Gramm pro Kilo Körpergewicht.

Bonus-Tipp: Morgens proteinreich zu frühstücken erhöht die „Thermogenese", also die Wärme, die durch Deine Stoffwechselaktivität erzeugt wird. Damit kurbelst Du den Stoffwechsel deutlich mehr an, als mit eine Kohlenhydratbombe wie Toastbrot mit Marmelade. Und wenn es im Winter morgens kalt ist, fühlst Du dich dadurch auch von innen wärmer. Also mach Dir Rühreier mit Speck und die mit Zucker geschwängerten Cornflakes & Co lässt Du dort stehen, wo sie hingehören: Im Regal des Supermarktes!

Das Thema Ernährung und dabei die Proteine sind eines der zentralen Themen in meinem Buch „Machs gut Dicker - Für Männer, die schlank, fit, stark und gesund werden wollen!"

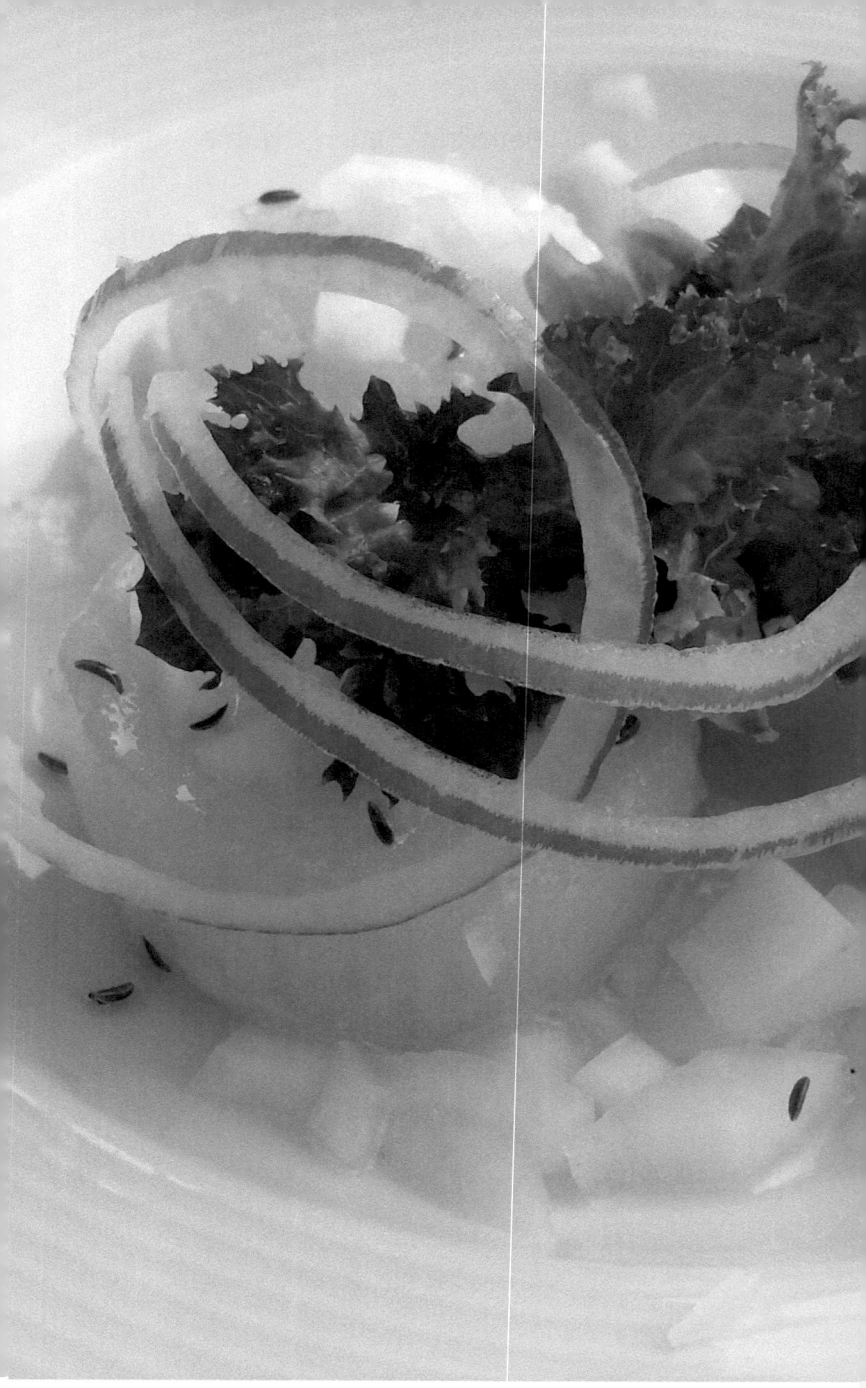

Proteinbombe Harzer Käse

Käse hat normalerweise neben Proteinen auch reichlich Fett. Die Geheimwaffe ist der Harzer Käse. Denn der hat nicht nur mindestens 30 Gramm Eiweiß pro 100 Gramm, sondern mit maximal 1 Gramm auf 100 Gramm auch fast gar kein Fett. Damit ist er deutlich kalorienärmer als jeder andere Käse und hat auch mehr Protein als fast jeder andere Käse. Harzer Käse wird aus Sauermilchquark hergestellt. Junger Harzer hat daher noch einen „quarkigen Kern" und schmeckt weniger herzhaft, sondern milder. Gut gereifter Harzer ist fester und schmeckt auch herzhafter.

Bonus-Tipp: Harzer Käse kann gerieben auch zum Überbacken benutzt werden. So bekommt beispielsweise Deine Pizza eine Käsekruste, die deutlich mehr Proteine und viel weniger Kohlenhydrate und Fett hat, als wenn Du normalen Käse zu gratinieren nimmst.

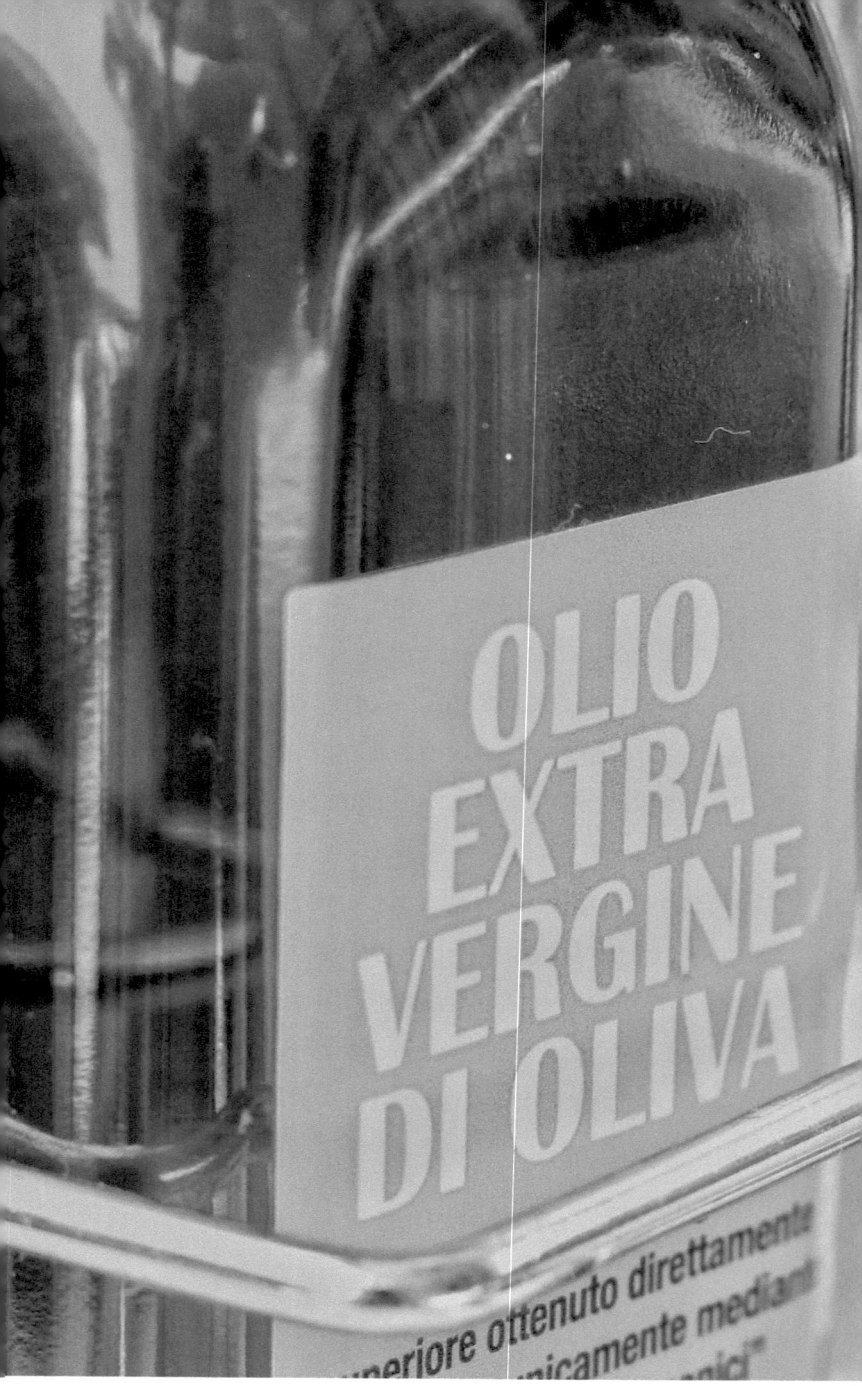

Gutes Fett und keine Transfette

Das Fett einen fett macht, ist längst als Mythos entlarvt. Dein Körper brauch auch Fette, um zu leben. Fette sind an diversen Prozessen im Körper beteiligt und bringen auch Nährstoffe mit. Daher solltest Du gutes Fett aus guten Quellen essen und lediglich bei der Menge aufpassen. „Bloß kein Fett essen" ist erwiesener Maßen Blödsinn.

Was Du aber unbedingt vermeiden solltest, sind die sogenannten Transfette. Das sind industriell gehärtete Fette, die leider in vielen Fertiglebensmitteln stecken. Margarine, Nussnougat- und Schokocremes beuspielsweise werden durch Transfette streichfähig gemacht. Chips sind damit überzogen. Sie entstehen beim Frittieren.

Die Transfette bremsen die Fettverbrennung Deines Körpers. Zudem können sie eine Insulinresistenz verursachen. Sie fördern Entzündungen und bremsen auch den Stoffwechsel insgesamt aus und Begünstigen damit die Gewichtszunahme. Und von den gesundheitlichen Nachteilen will ich hier gar nicht erst anfangen. Sehr ausführlich behandele ich dieses Thema in meinem Buch „Machs gut Dicker - Für Männer, die schlank, fit, stark und gesund werden wollen!"

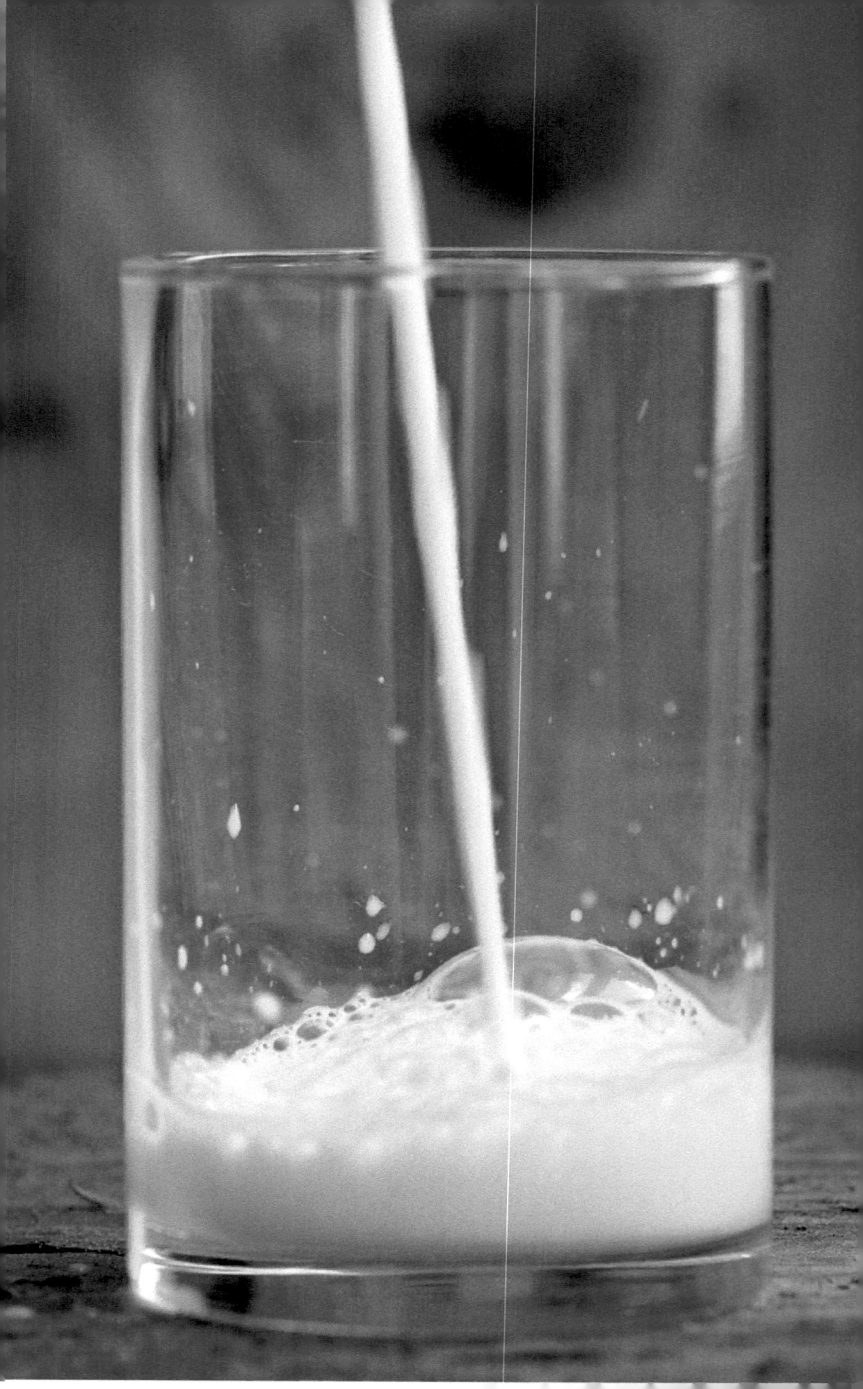

Buttermilch

Es gilt als wissenschaftlich gut untersucht und belegt, dass eine gute Kalziumzufuhr Übergewicht vorbeugen und beim Abnehmen helfen kann. Kalzium wird bei der Fettverbrennung benötigt. Hat der Körper einen Kalziummangel, dann bremst dass die Fettverbrennung.

Viel Kalzium steckt in Buttermilch, ohne dass Du damit viel Fett oder Milchzucker aufnimmst, die mit normaler Milch trinken würdest. Wenn Du einen halben Liter Buttermilch trinkst, deckst Du damit gut und gerne 60 bis 75 Prozent Deines Tagesbedarfs an Kalzium.

Bonus-Tipp: Buttermilch pur schmeckt Dir nicht? Dann mixe sie mit einer Portion Proteinshake-Pulver und mach Dir damit einen Eiweißshake. Damit bekommst du neben dem Kalzium auch eine extra Portion Proteine und das Ganze schmeckt auch richtig gut.

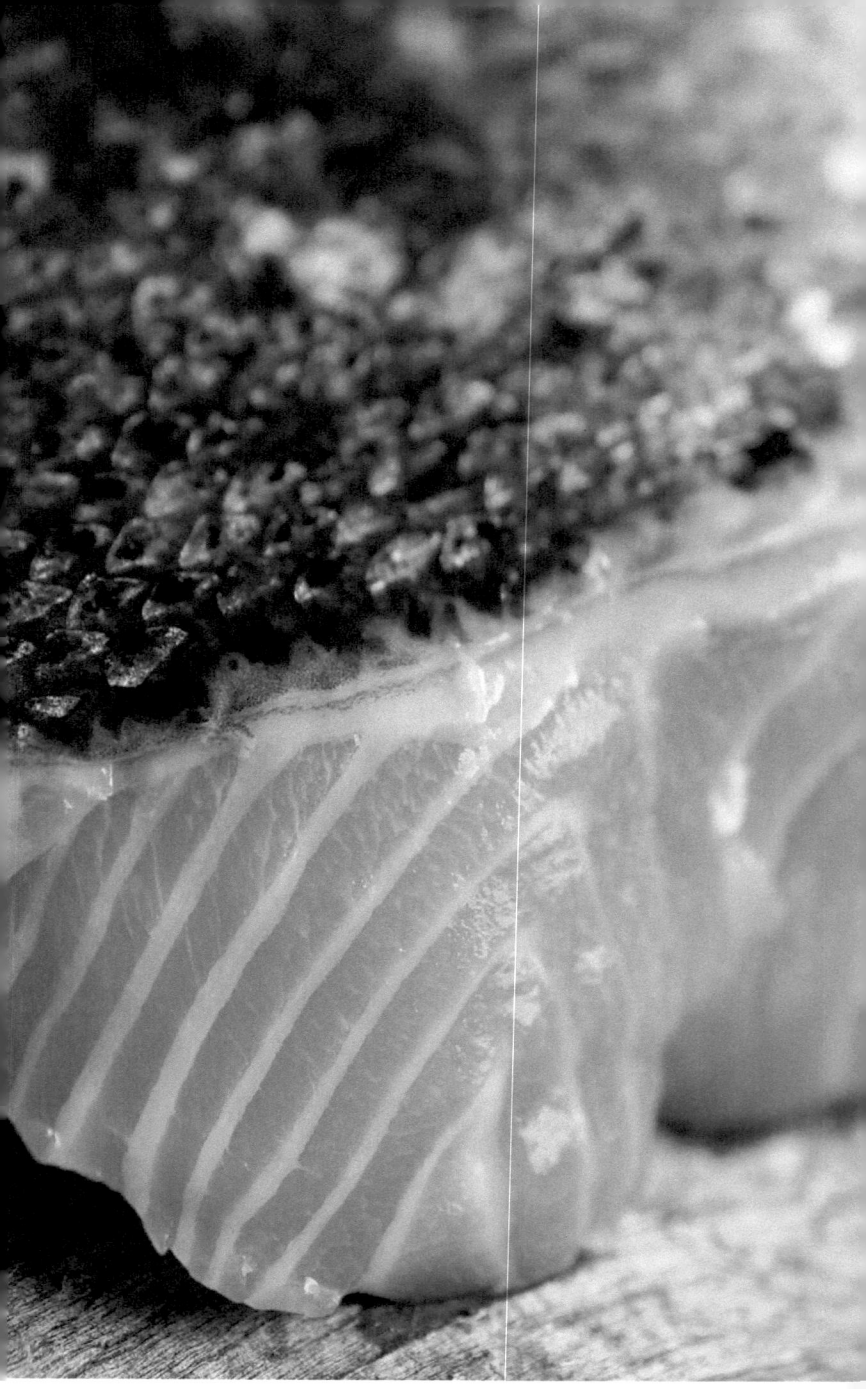

Lebensmittel mit viel Omega 3

Die Fettsäure Omega 3 ist ein wichtiger Verbündeter beim Abnehmen und bei der Fettverbrennung. Zum einen hilft Omega 3, Deinen Blutzuckerspiegel im Zaum zu halten. Es senkt die Resistenz gegen das Hormon Leptin. Leptin sagt deinem Körper, dass er satt ist. Durch Fehlernährung kann eine Resistenz gegen diesen Botenstoff entstehen und das Sättigungsgefühl lässt immer länger auf sich warten. Omega 3 kann dabei helfen, diese Resistenz abzubauen und das Sättigungsgefühl wieder herzustellen.

Viel Omega 3 findest Du in fetten Fischen wie Lachs oder Thunfisch. Bei Pflanzen wären Leinsamen und vor allem Walnüsse zu nennen. Außerdem kannst Du Omega 3 über Kapseln oder Omega-3-Öl substituieren. Wenn Dich das Thema interessiert, findest Du es ausführlich in meinem Buch „Machs gut Dicker - Für Männer, die schlank, fit, stark und gesund werden wollen!"

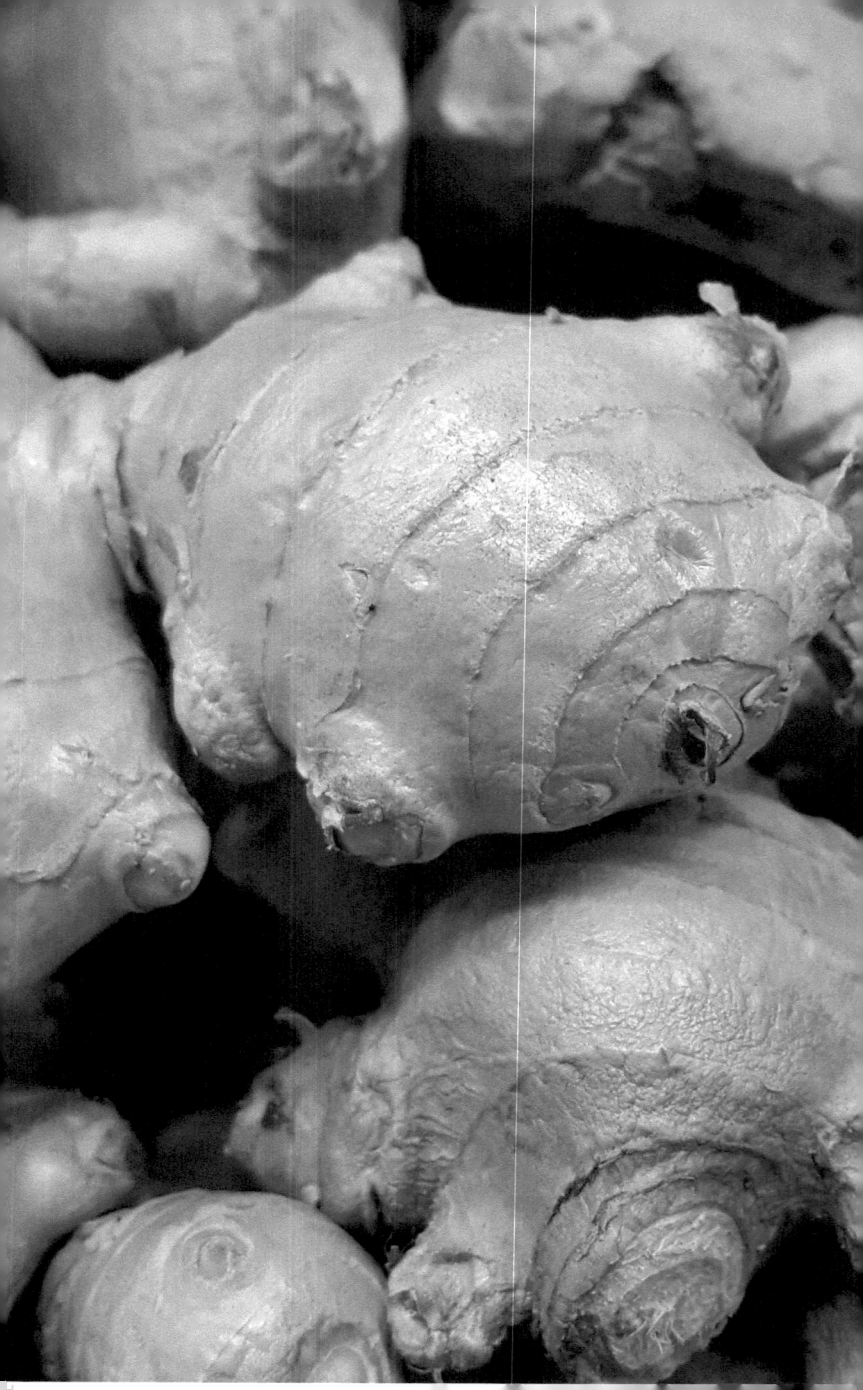

Ingwer - die tolle Knolle

Gerade in der asiatischen Küche ist Ingwer als Gewürz sehr beliebt. Doch die Asiaten kennen diese tolle Knolle nicht ohne Grund auch seit Jahrtausenden als sehr gute Heilpflanze. Eine frische Ingwerknolle steckt voller toller und gesunder Stoffe. Da wären die Scharfmacher Gingerol und Shoagolen. Beide sind wärmende Gewürze, sie fördern die Durchblutung und heizen Deinem Körper und damit Deinem Stoffwechsel also ordentlich ein. Die Produktion von Speichel und Magensaft wird gesteigert, was Verdauung und Darmaktivitäten fördert.

Ingwer wirkt auch als Aphrodisiakum. Er hemmt Entzündungen, wirkt antibakteriell und gegen Viren. In Asien wurde und wird Ingwer schon lange auch bei Rheuma, Muskelschmerzen und Erkältungen eingesetzt. Auch bei Magendarmbeschwerden kommt Ingwer zum Einsatz, weil er unter anderem auch gegen Erbrechen hilft. Und in der Wikipedia liest man: „Bei der Behandlung von Arthrose-Patienten konnte mit Ingwer-Auszügen die gleiche Schmerzlinderung wie mit Ibuprofen erzielt werden."

Wenn Du also Speisen mit Ingwer würzt und zubereitest, tust Du Dir etwas Gutes und Dein Stoffwechsel kommt auf Touren. Beim Kochen musst Du mit der Zugabe von Ingwer vorsichtig sein. Zuviel schadet zwar nicht, aber der intensive Geschmack „erschlägt" dann sehr schnell alle anderen Aromen, sodass das Essen nur noch nach Ingwer schmeckt. Also langsam an die richtige Dosis herantasten.

Bonus-Tipp: Wasser kannst Du mit Ingwer und Zitrone sehr schön geschmacklich pimpen, wenn Dir reines Trinkwasser nicht schmeckt. So bekommst Du Geschmack ans Wasser ganz ohne Zucker.

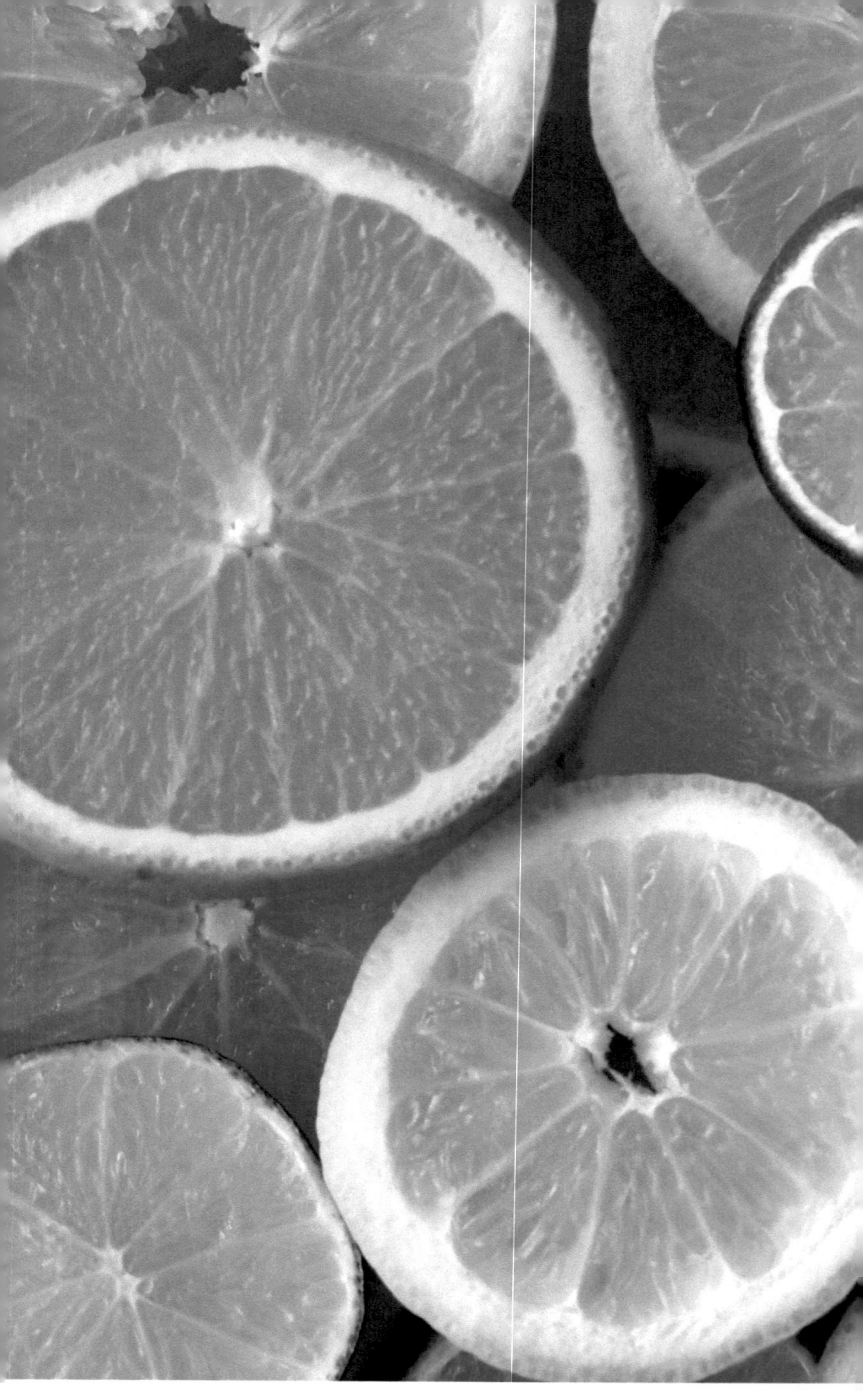

Zitrusfrüchte

Zitrusfrüchte können auch als Stoffwechsel-Turbo dienen. Da wäre zunächst die Grapefruit, denn die steckt voller wichtiger Nährstoffe. Da wäre vor allem reichlich Vitamin C, dass den Stoffwechsel ordentlich auf Touren bringen kann. Vitamin C ist vor allem auch an der Fettverbrennung beteiligt. Zitrusfrüchte sind außerdem auch an der Produktion von Kollagen beteiligt. Das wiederum braucht unser Bindegewebe um prall zu werden. Pralles Bindegewebe lässt die Haut straff und glatt aussehen. Zitrusfrüchte fördern weiterhin die Entstehung von Noradrenalin. Das wieder ist unverzichtbar für eine gute Fettverbrennung. Zitrusfrüchte sind also echte Schlankmacher.

Morgens eine halbe oder ganze Grapefruit futtern, bringt die Fettverbrennung in Gang. Natürlich kannst Du die Grapefruit auch in andere Gerichte einbauen, beispielsweise in einen Salat zusammen mit Shrimps.

Morgens nach dem Aufstehen ein Glas lauwarmes Wasser mit dem Saft einer ausgepressten Bio-Zitrone trinken ist auch ein guter Startschuss für den Stoffwechsel. Diese Mischung hilft dem Körper außerdem, Giftstoffe loszuwerden. Wenn Du das direkt nach dem Aufstehen nicht runter bekommst, dann kannst Du das auch während oder kurz nach dem Frühstück trinken. Aber auf nüchternen Magen ist die Wirkung am besten.

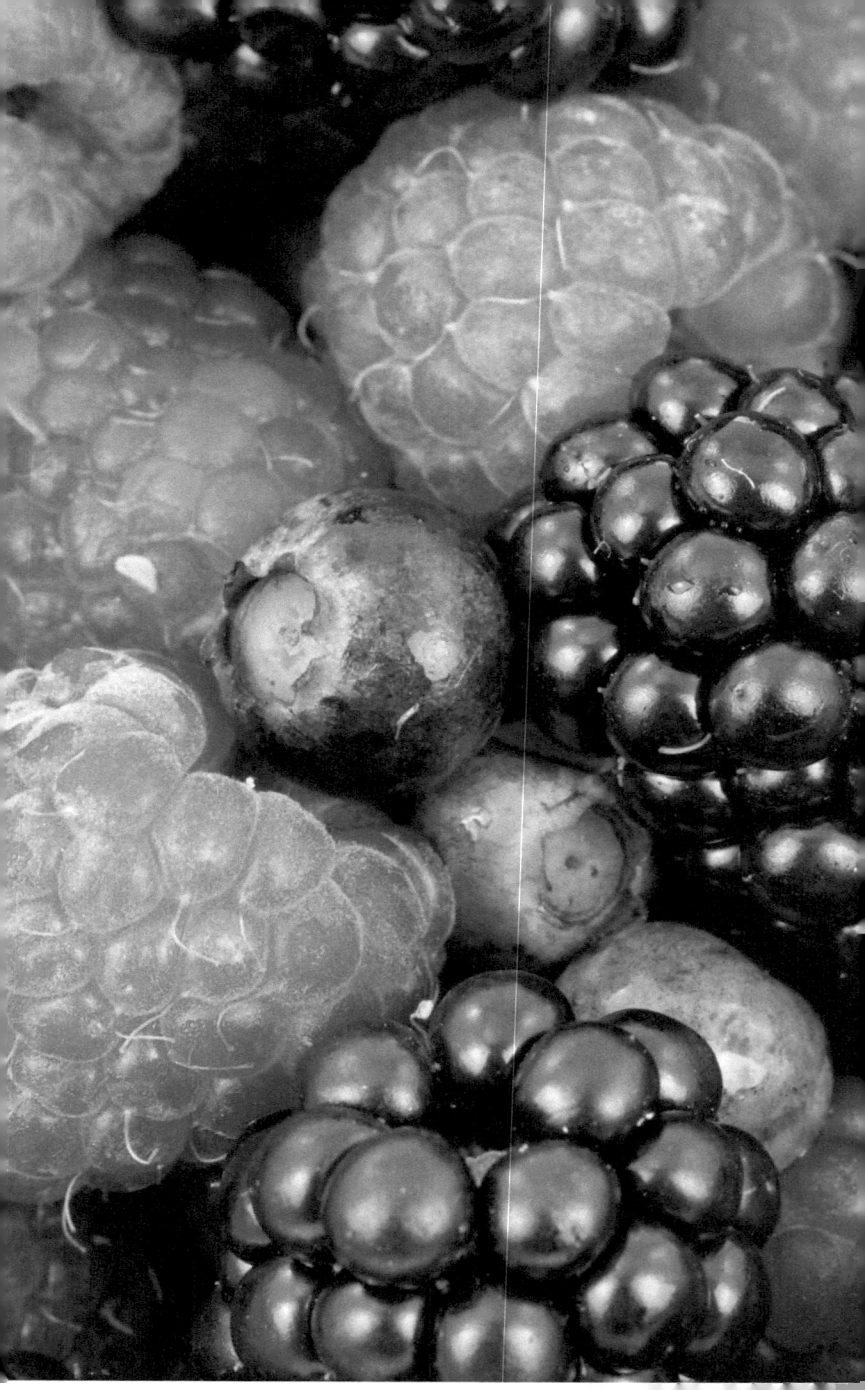

Beeren

Ein weiteres Nahrungsmittel, das den Stoffwechsel unterstützt, sind Beeren. Beeren
haben viele Ballaststoffe im Gepäck, die der
Verdauung helfen. Vitamine und andere
wichtige Stoffe, die den Stoffwechsel effek-
tiver machen, stecken ebenfalls drin. Die Ballaststoffe können das Sättigungsgefühl ver-
bessern und so gegen Heißhungerattacken
schützen. Beeren liefern Energie und verbes-
sern die mentale Leistungsfähigkeit. Der
Körper wird entzündungshemmenden Anti-
oxidantien versorgt, was unter anderem vor
Zellschäden schützt.

Gönne Dir und Deinem Stoffwechsel also
gerne jeden Tag eine Handvoll Beeren. Und
wenn jetzt einer meint, das sollte auf jeden
Fall so teures Superfood-Zeug sein wie Acai-
oder Goji-Beeren, dann vergiss es. Du musst
diese überteuerten Dinger, die um den
halben Erdball geflogen wurden, nicht
kaufen. Heimische Erdbeeren, Himbeeren,

Heidelbeeren, Johannisbeeren oder Brombeeren können genau das Gleiche. Du kannst die Beeren einfach so weg schnabbulieren oder in Deinen Quark oder Joghurt rühren oder einen selbst gemachten frischen Smoothie zubereiten.

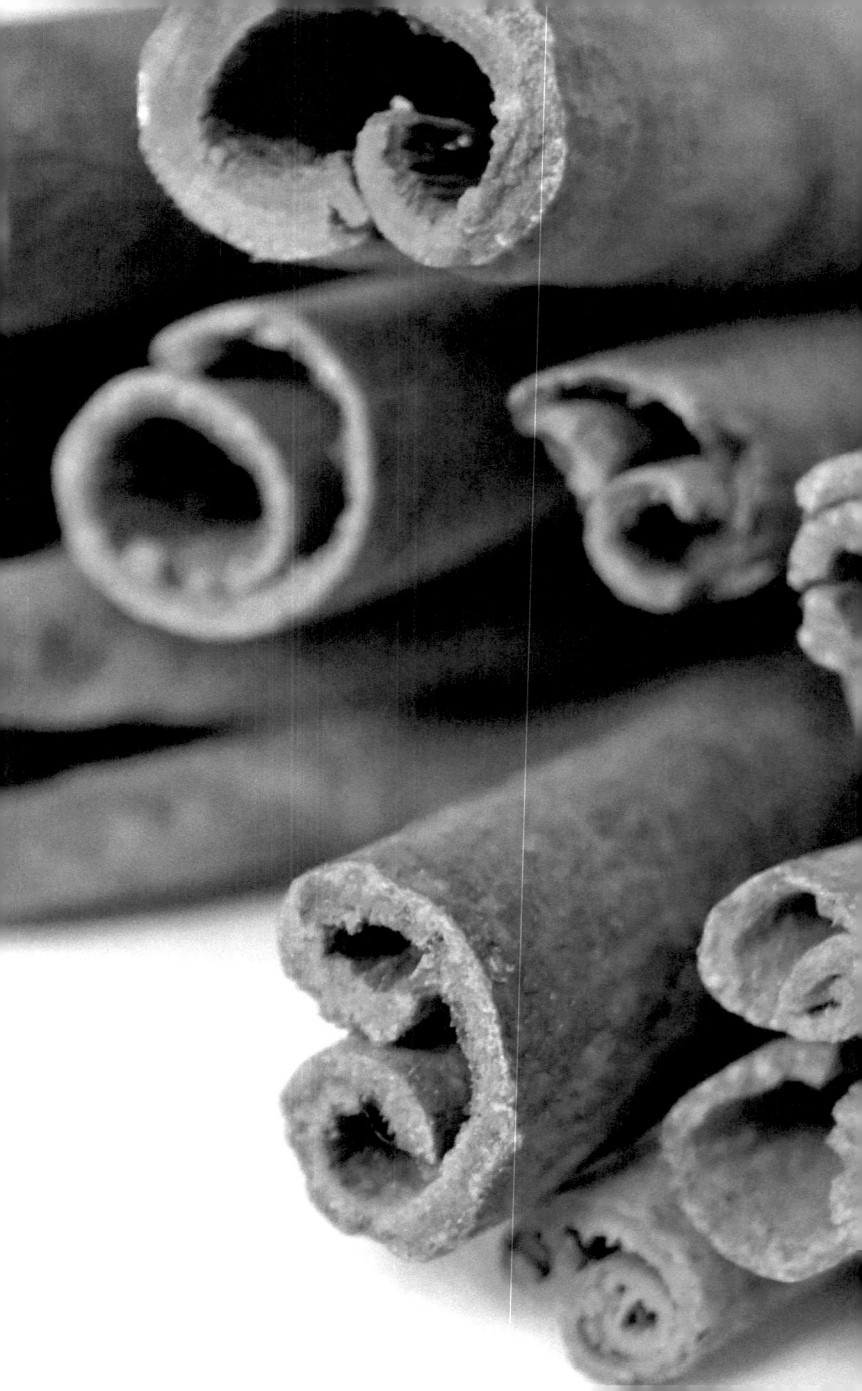

Gepimpt mit Zimt

Zimt gehört zu den Nahrungsmitteln, die nicht nur lecker schmecken, sondern ebenfalls Deinen Stoffwechsel auf Touren bringen können. Allerdings rede ich hier nicht von den paar Alibi-Krümeln auf einer Zimt-Zuckerschnecke vom Bäcker. Ich rede davon, den Zimt zum pimpen beispielsweise von einer Tasse Kaffee oder bestimmten Gerichten zu nutzen. Zimt galt früher als wertvolles Heilmittel, was heute meist in Vergessenheit geraten ist. Zimt kann den Blutzuckerspiegel und auch den Cholesterinspiegel senken. Vor allem aber zählt Zimt zu den „wärmenden Gewürzen", denn es kurbelt den Stoffwechsel an und man fühlt sich dadurch eben wärmer. Zimt hat zudem zahlreiche sekundären Pflanzenstoffen im Gepäck, denen eine vorbeugende Wirkung gegen Krebs nachgesagt wird. Zimt und Zimtöl heizen beim Stoffwechsel auch die Fettverbrennung an. Das vor allem auch dadurch, dass Zimt einen senkenden Effekt auf Deinen Insulinspiegel hat, sodass weniger Blutzucker für die Energiegewinnung genutzt wird und Deine Fettzellen damit eher Energie abgeben können.

Also, würze Deinen Milchreis und andere Speisen mit Zimt. Rezepte gibt es viele. Und eine Messerspitze oder bis zu einem viertel Teelöffel Zimt in den Kaffee gerührt, schmeckt sehr lecker.

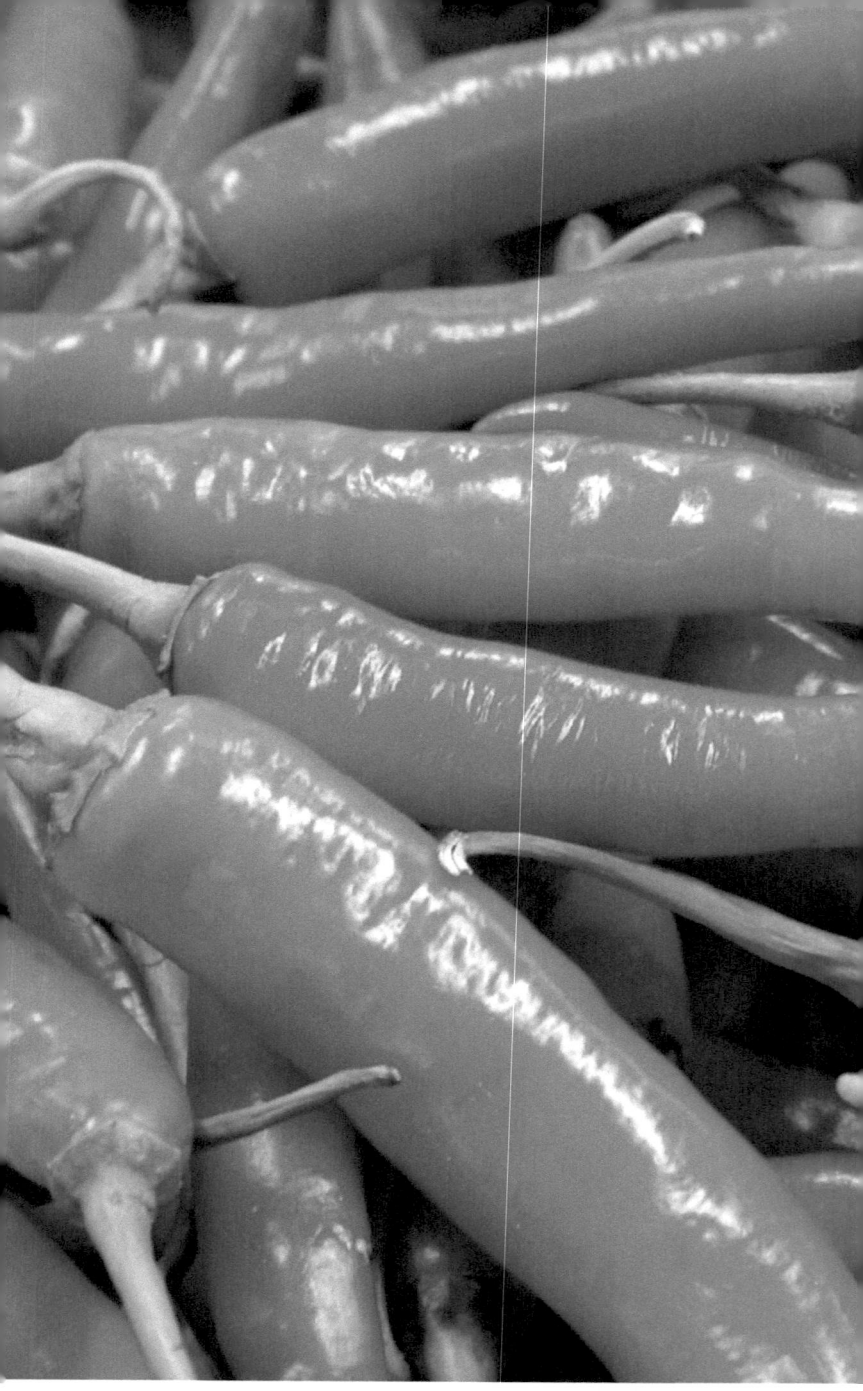

Scharfmacher für den Stoffwechsel

Ein weiterer Stoffwechsel-Hack sind scharfe Lebensmittel. Nehmen wir dafür das beste Beispiel, die Chilischoten. Ihre Schärfe haben sie dem Stoff Capsaicin zu verdanken. Schärfe ist übrigens eigentlich kein Geschmack, sondern eher eine Art Schmerzreiz, denn das Capsaicin aus Chilis und anderen scharfen Pflanzen dockt im Mund an den Schmerzrezeptoren an und signalisiert eine Art Verbrennung. Deshalb sagt man auch, dass scharfes Essen brennt. Das Capsaicin heizt auch Deinen Stoffwechsel an. Wenn Du eine ordentliche Portion richtig gutes und scharfes Chili con Carne futterst, dann wirst Du sicher wissen oder merken, dass Dir gehörig warm wird und Du zu schwitzen beginnst. Das ist Dein Stoffwechsel, der gerade mit reichlich Umdrehungen läuft.

Die Fettkillerwirkung von Chilis und Capsaicin wurde auch schon wissenschaftlich belegt. Im American Journal of Clinical Nutrition wurde im Jahr 2009 eine Studie veröffentlicht (https://www.ncbi.nlm.nih.gov/pmc/articles/PMC3151435/), die zeigte, dass Teilnehmer, die ein viertel Jahr lang regelmäßige die Capsainoide aus Chilischoten konsumiert haben, knapp drei Prozent an Bauchfett abgenommen haben.

Du musst jetzt nicht jeden Tag eimerweise Chili con Carne futtern oder Dir gar Chilischoten roh reindrücken. Aber würze Dein Essen doch gerne mal scharf. Ob es getrockneter Chili aus der Gewürzmühle oder frisch geschnippelte Chilischoten sind, ist dabei unwichtig, beides wirkt.

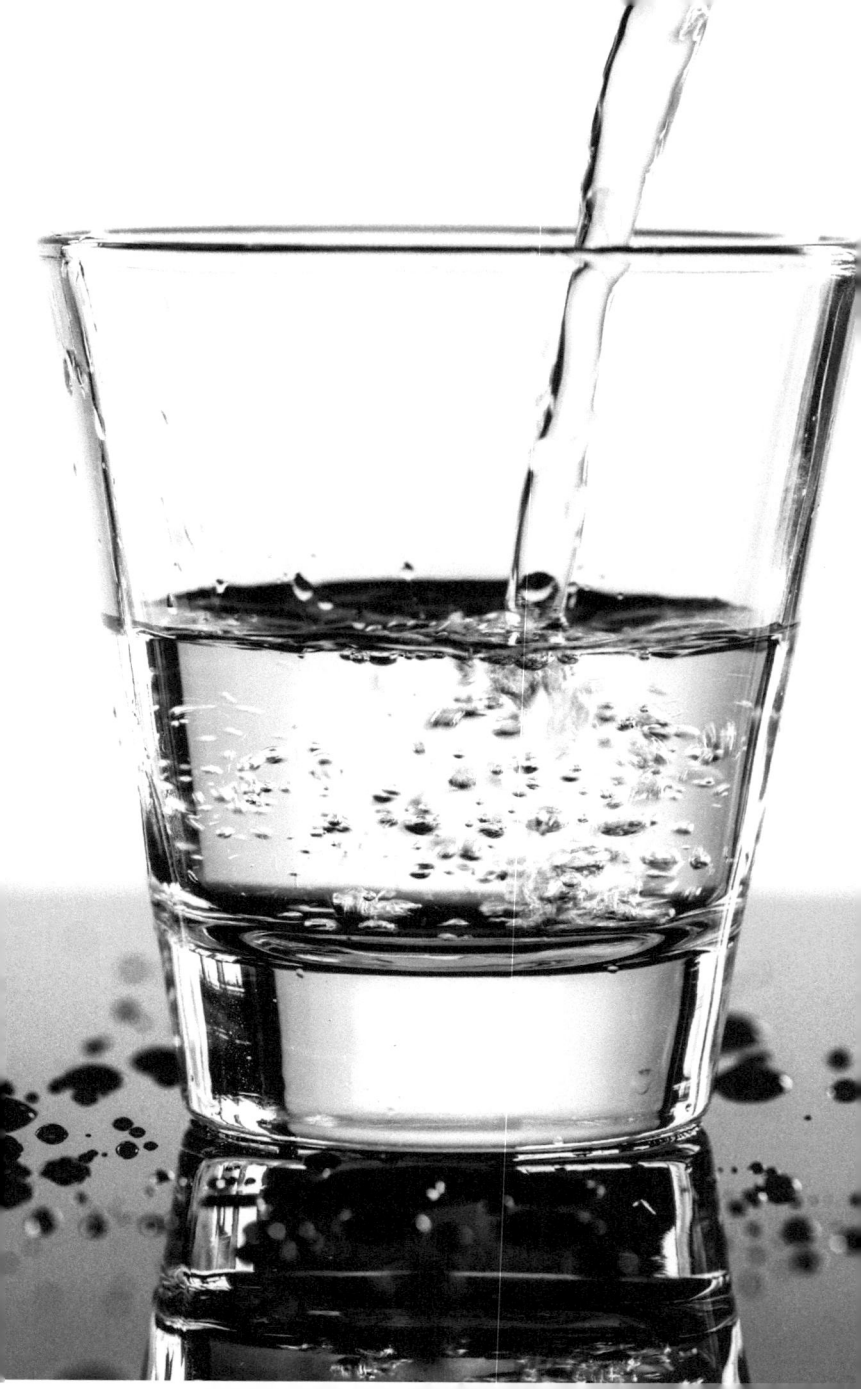

Viel Wasser trinken

Einer der einfachsten Hacks, um den Stoffwechsel anzukurbeln ist, über den Tag verteilt genug Wasser zu trinken. Wasser! Keine Kalorien trinken in Form von Zuckerplörre wie Cola & Co oder Fruchtsäfte mit Unmengen Fruchtzucker darin. Kalorien werden nicht getrunken! Wenn Du zu wenig trinkst, also leicht oder Gar schwer dehydriert bist, bremst dass Deinen Stoffwechsel aus, denn Deine Leber zum Beispiel hat es bei der Arbeit viel schwerer, wenn sie nicht genug Wasser zur Verfügung hat.

Ein erwachsener Mann sollte am Tag circa zwei Liter Wasser trinken. Je größer und schwerer Du bist oder je schwerer und anstrengender Du arbeitest oder auch trainierst, umso mehr Wasser solltest Du trinken. Für den normalen Wasserbedarf kannst Du Dich an diesem Richtwert orientieren: 35 Milliliter Wasser pro Kilo Körpergewicht. Wenn Du ins Fitnessstudio gehst und es dort eine Stunde lang beim Eisen stemmen so richtig krachen lässt, dann darfst Du dabei einen Liter zusätzlich trinken.

Wenn Du nicht dogmatisch „mindestens X Liter" am Tag schlucken oder mit Formeln und Deinem Körpergewicht hantieren willst, dann hab ich zwei einfache Tipps für Dich. Zunächst: Achte auf Deinen Durst. Wenn Du durstig bist, dann trink etwas. Dann: Dein Körper hat quasi ein automatisches Mess-system eingebaut, an dem Du grob ablesen kannst, ob Du genug trinkst. Wenn am frühen Nachmittag die Farbe Deines Urins noch dunkelgelb, vielleicht fast orange ist, dann bist Du massiv im Rückstand in Sachen Wasser trinken. Je hellgelber Dein Urin ist, um so besser. Ist Dein Urin am frühen Nach-mittag wasserklar, dann hast Du genug getrunken. Warum solltest Du das am frühen Nachmittag bewerten und die Wasserzufuhr nicht so steuern, dass der Urin erst abends wasserklar ist? Ganz einfach, meiner Erfahrung nach treibt eine volle Blase Dich nachts aus dem Bett und aufs Klo.

Noch ein wichtiger Hinweis: Der „Urinindikator" gilt nur dann, wenn Du gesund und fit bist. Verschiedene Krankheiten und körperliche „Fehlzustände" können sich auf die Farbe des Urins niederschlagen und dann kann der quittegelb sein, obwohl Du genug trinkst. Und wenn Du mal Spaß haben willst, dann futtere mal richtig viel Rote Beete und schau dann beim nächsten Gang auf die Toilette die Farbe Deines Urins an. Was ich damit sagen will, ist, dass auch bestimmte Lebensmittel die Farbe des Urins beeinflussen. Deshalb ist mein Tipp mit dem „Urinindikator" auch als Richtwert und nicht als absolut sicherer Messwert zu betrachten!

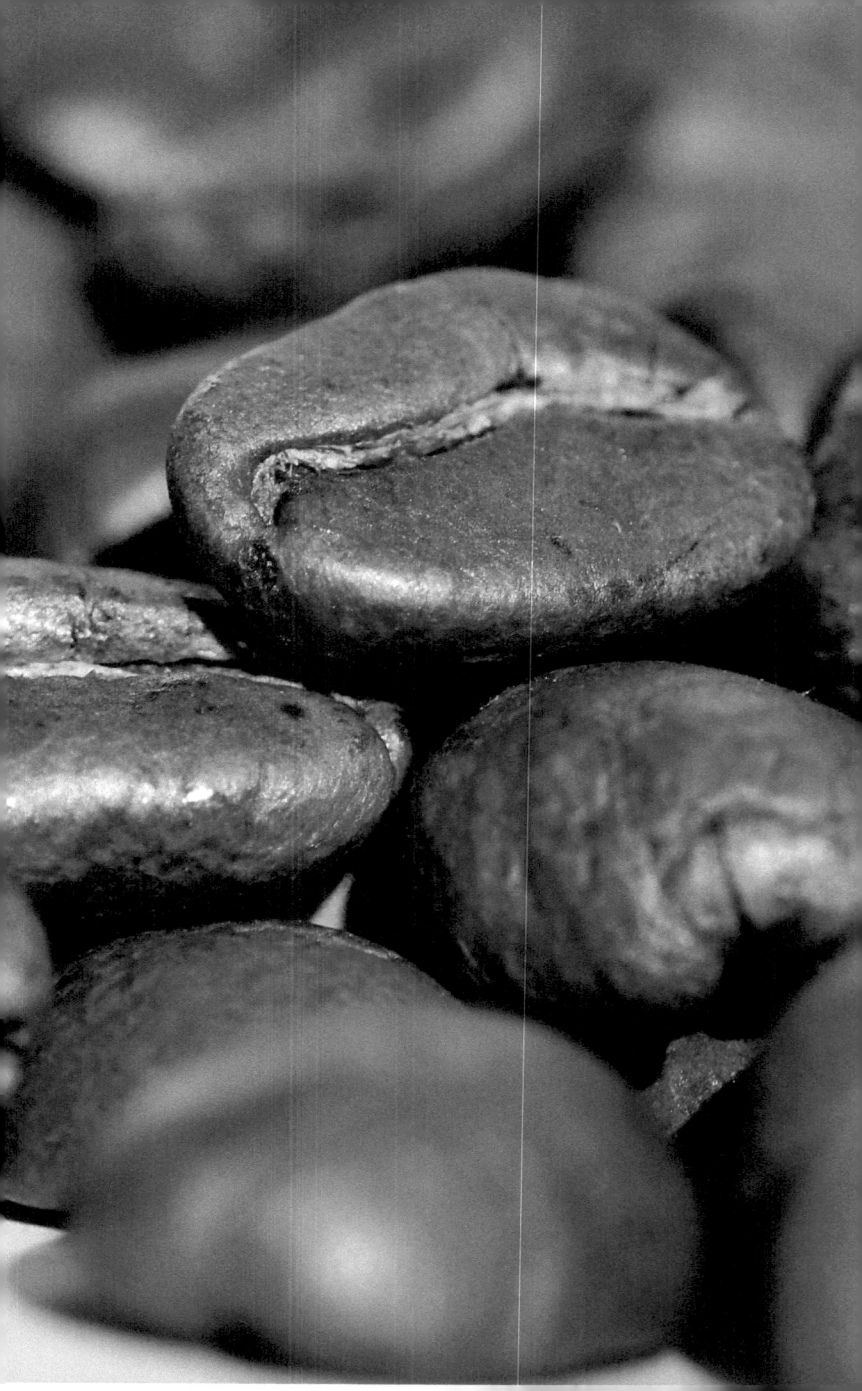

Lecker Käffchen schlürfen

Eine gute Tasse leckerer Kaffee bringt eben-falls Deinen Stoffwechsel auf Touren. Ganz vorne dabei ist der Espresso. Starker Kaffee erhöht den Adrenalinspiegel im Blut. Nicht so weit, dass die Stresswarnlampen angehen, aber weit genug, um die Verarbeitung von Fett zu steigern.

Wenn Dein Tag mit einer guten Tasse Kaffee oder Espresso beginnt, startest Du also nicht nur wegen des „Hallo-Wach-Effek-tes" gut in den Tag. Aber trinke am besten puren Kaffee! Wenn Du in einen Starbucks-Laden gehst und Dir dort einen Kaffee-Latte-mit-extra-Dingsbums-Hopsassa-und-Trallala andrehen lässt, und das noch in einem Becher, der eher ein Eimer als eine Tasse ist, dann geht der Schuss nach hinten los. Manche der gigantisch eingebecherten Kaffee-Kreationen nicht nur bei Starbucks haben locker 500 und mehr Kilokalorien. Dann macht „ich hab doch nur einen Kaffee getrunken" dich dick. Eine Tasse Filterkaffee hat 1 bis 2 Kilokalorien.

Ich mache mir morgens meinen frischen Kaffee, indem ich eine Portion Bio-Kaffeebohnen mahle und ganz klassisch nach Omas Methode im Filter aufbrühe. Ich nehme einen richtig guter Kaffee von einer lokalen Rösterei aus Mainz. Der schlägt jeden vakuumverpackten Supermarkt-Kaffee im Längen. Bei Dir in der Nähe gibt es bestimmt auch kleine Kaffeeröstereien, die hervorragenden Kaffee anbieten. Oder Du kaufst online.

Bonus-Tipp: Wenn Du mal Lust auf Schokolade verspürst, aber zu Gunsten Deiner Figur eben keine essen willst, dann mach Dir eine gute Tasse Kaffee und würze die mit Zimt. Das hilft mir gut gegen solche Gelüste und ist richtig lecker.

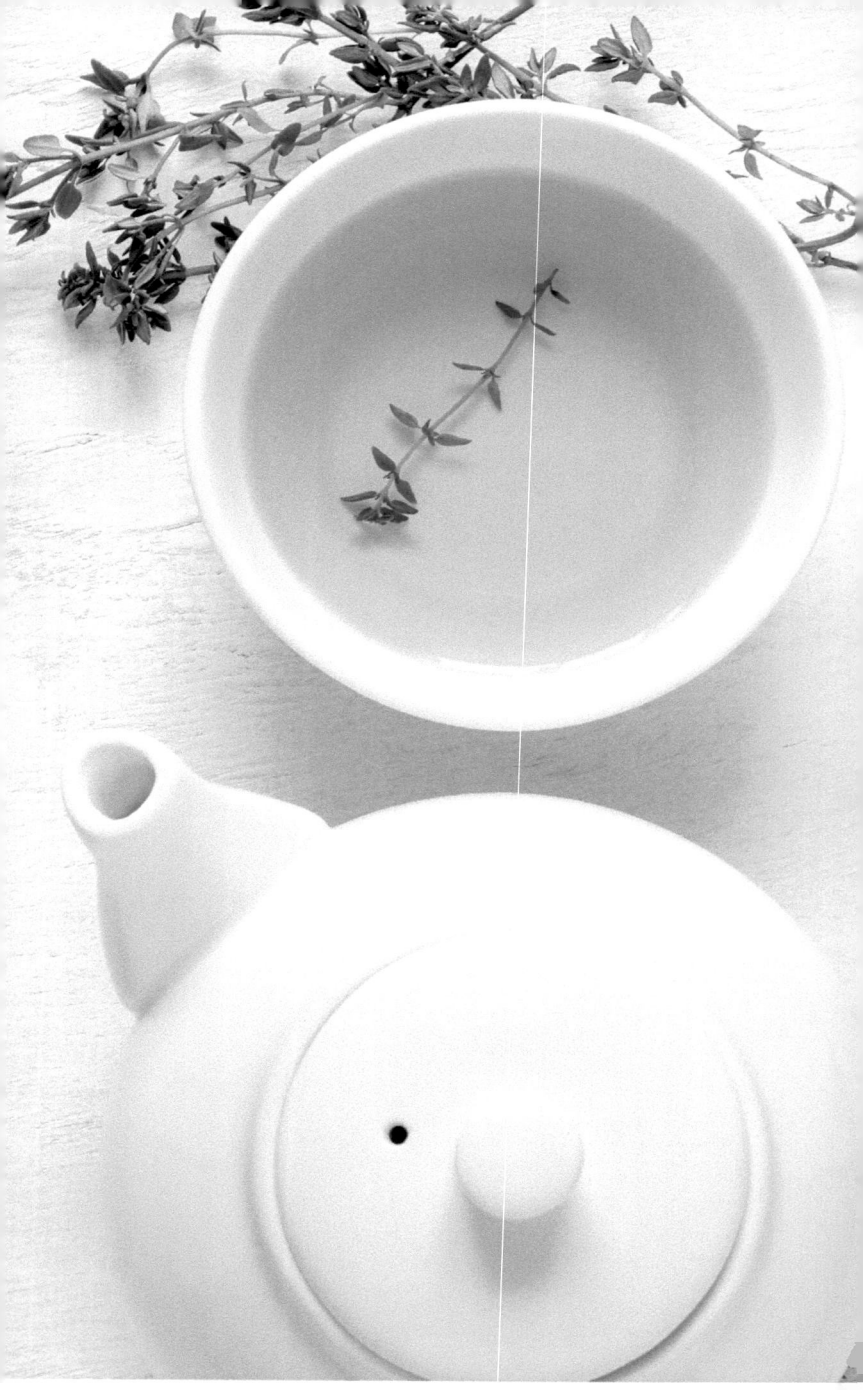

Grüner Tee

Auch grüner Tee hat in verschiedenen wissenschaftlichen Studien bewiesen, dass er den Stoffwechsel und die Fettverbrennung verbessert. Im grünen Tee, in seinen Gerbsäuren, um genau zu sein, stecken Stoffe namens „Catechine" und „Flavonoide". Beide bremsen die Fettspeicherung in der Leber. Außerdem unterstützt der grüne Tee die Wärmebildung im Körper und seinen Zellen. Dadurch steigt der Kalorienverbrauch und damit eben auch die Stoffwechselaktivität.

Und wenn Du Appetit auf Süßes hast, aber widerstehen willst, dann hilft der grüne Tee auch, denn er hemmt den Appetit auf Süßes. Weiterhin enthält der grüne Tee Koffein, macht also wach. Um diese positiven Effekte zu nutzen, solltest Du zwei oder drei Tassen am Tag trinken.

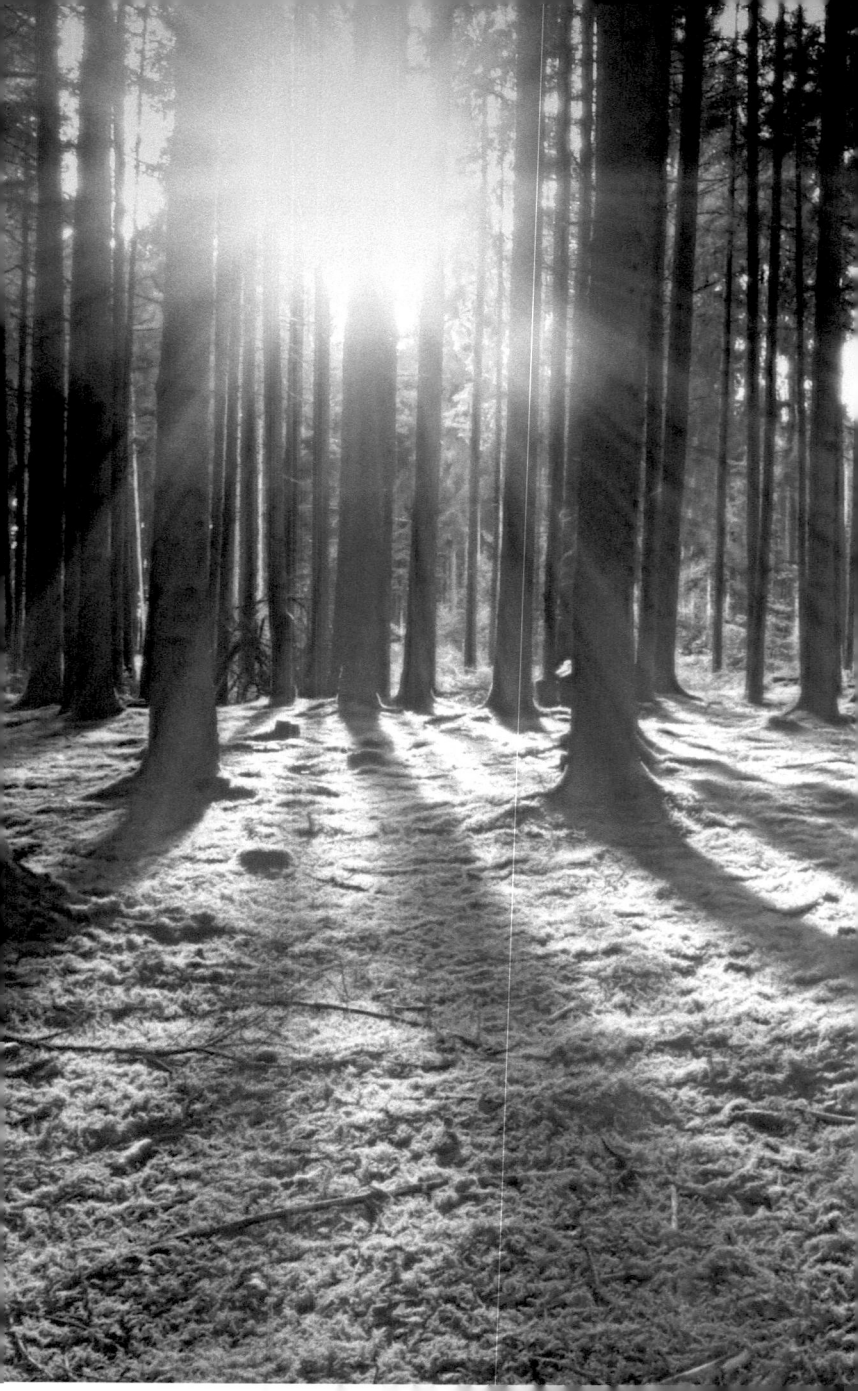

Raus an die frische Luft

Einer der banalsten Stoffwechsel-Booster sind Sonne und frische Luft. Genug Sauerstoff und helles Tageslicht regen den Stoffwechsel an. Sauerstoff ist an der Fettverbrennung beteiligt, denn Sauerstoffmoleküle zerlegen Fettmoleküle in Kohlendioxid und Wasser. Das eine atmest Du aus, das andere verlässt den Körper über die Blase. Nicht umsonst gibt es alte Bauernweisheiten wie „Nach dem Essen sollst Du ruhen oder 1000 Schritte tun."

Wenn Du gerade im Winter im Dunklen oder in der Morgendämmerung zur Arbeit fährst und den ganzen Tag im Büro hockst und kaum raus ans Tageslicht und in die frische Luft kommst, nur um Abends in der Abenddämmerung wieder heimzufahren, dann hockt eben auch der Stoffwechsel träge herum. Warum also nicht in der Mittagspause nach dem Essen in der Kantine die Jacke anziehen und einen Verdauungsspaziergang um den Block machen und das Tageslicht und die frische Luft genießen, anstatt sofort wieder an den Schreibtisch zurück zukehren. Und im Sommer ist der Spaziergang erst recht eine Wohltat.

An der frischen Luft ein paar tiefe Atemzüge oder bewusste Atemübungen zu machen, regt nicht nur den Stoffwechsel an, sondern macht auch den Kopf wieder frei.

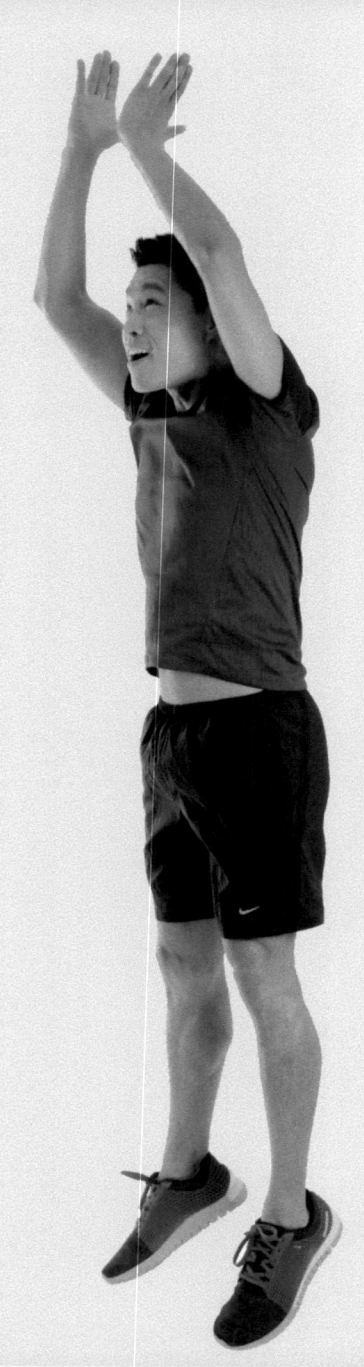

Kniebeugen am Morgen vertreiben Kummer und Sorgen

Wenn Du nach dem Aufstehen ein kurzes Bewegungstraining machst, bringt das ebenfalls Deinen Stoffwechsel in Wallung. Also, raus aus dem Bett, Schlafzimmerfenster aufreißen und beispielsweise zehn, 20 oder 30 Kniebeugen machen. Puls und Atmung kommen auf Touren, die frische Luft flutet Deine Lungen mit Sauerstoff und auch Dein Hirn im obersten Stockwerk wird richtig wach. Muskeln und Gelenke werden alle eine Runde bewegt und mobilisiert. Nein, es geht nicht um eine richtige Trainingseinheit mit allem drum und dran. Es geht hier nur um einen sportlichen Weckruf für Körper und Geist. Statt Kniebeugen kannst Du auch Liegestützen, Hampelmänner, Strecksprünge, Burpees oder Ähnliches machen. Einfach mal den Kreislauf und Stoffwechsel kurz und knackig auf Touren bringe. Ein paar Minuten reichen vollkommen aus.

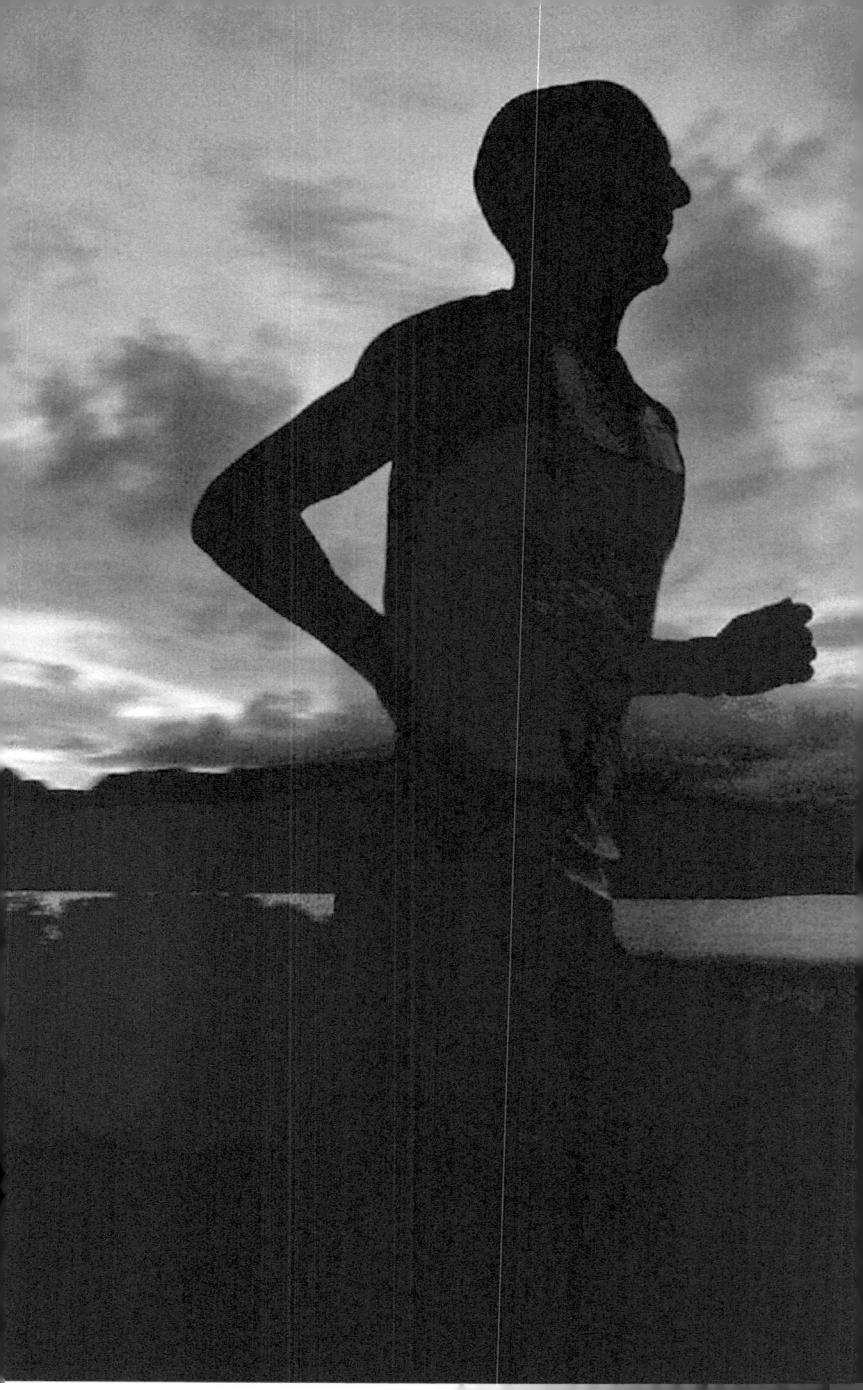

Trainiere nüchtern

Nein, das bedeutet nicht, dass Du vor dem Training kein Bier und andere Alkoholika trinken sollst. Unter dem Begriff „Nüchterntraining" versteht man das Training auf leeren, also eben nüchternen Magen. Da Dein Körper nachts zunächst die Kohlehydrat-Energiespeicher weitestgehend für seine Regenerationsprozesse geleert hat und dann an die Energiereserven im Fettspeicher geht, muss Dein Körper beim Nüchterntraining vor allem von diesen Fettreserven zehren. Du kurbelst damit also vor allem den Fettstoffwechsel an und das hilft beim Abnehmen. Du solltest beim Nüchterntraining aber ein paar einfache Sachen beachten.

1. Trinke ein oder zwei Gläser Wasser. In der Nacht hat Dein Körper durch Schweiß und über die Atmung reichlich Wasser verloren. Daher solltest Du nicht „trocken" trainieren, sondern etwas hydriert sein.

2. Aufwärmen und mobilisieren. Du solltest nicht aus dem Bett in die Joggingschuhe springen und dann mit Volldampf losrennen. Wärme dich in Ruhe auf und mobilisiere Muskeln und Gelenke, denn die haben schließlich gerade noch mit Dir im Bett gelegen, wenn Du morgens nach dem Aufstehen Dein Nüchterntraining angehst.

3. Beim Nüchterntraining solltest Du kein Maximaltrainig machen, sondern kontrolliert und bewusst trainieren. Es geht nicht darum, Dich bis hinten gegen auszupowern, sondern eher Deinen Körper auf Touren zu bringen und mit dem Training in einen guten Tag zu starten.

4. Nach dem Nüchterntraining solltest Du dann normal frühstücken und essen und nicht nach dem Motto: „Ich hab trainiert und jetzt hau ich mir so richtig den Magen voll." Genau so wenig solltest Du aber sagen: „ich esse gar nichts und verbrenne damit noch mehr Fett." Irgendwann wird Dein Körper

sonst recht drastisch auf Energienachschub bestehen und Dir ein Heißhungergefühl verpassen, dass dich wie einen Kohlenhydrat-Zombie beim nächsten Bäcker einfallen lässt: „Bröööööötcheeeeen, ich will Bröööööööötcheeeeen!"

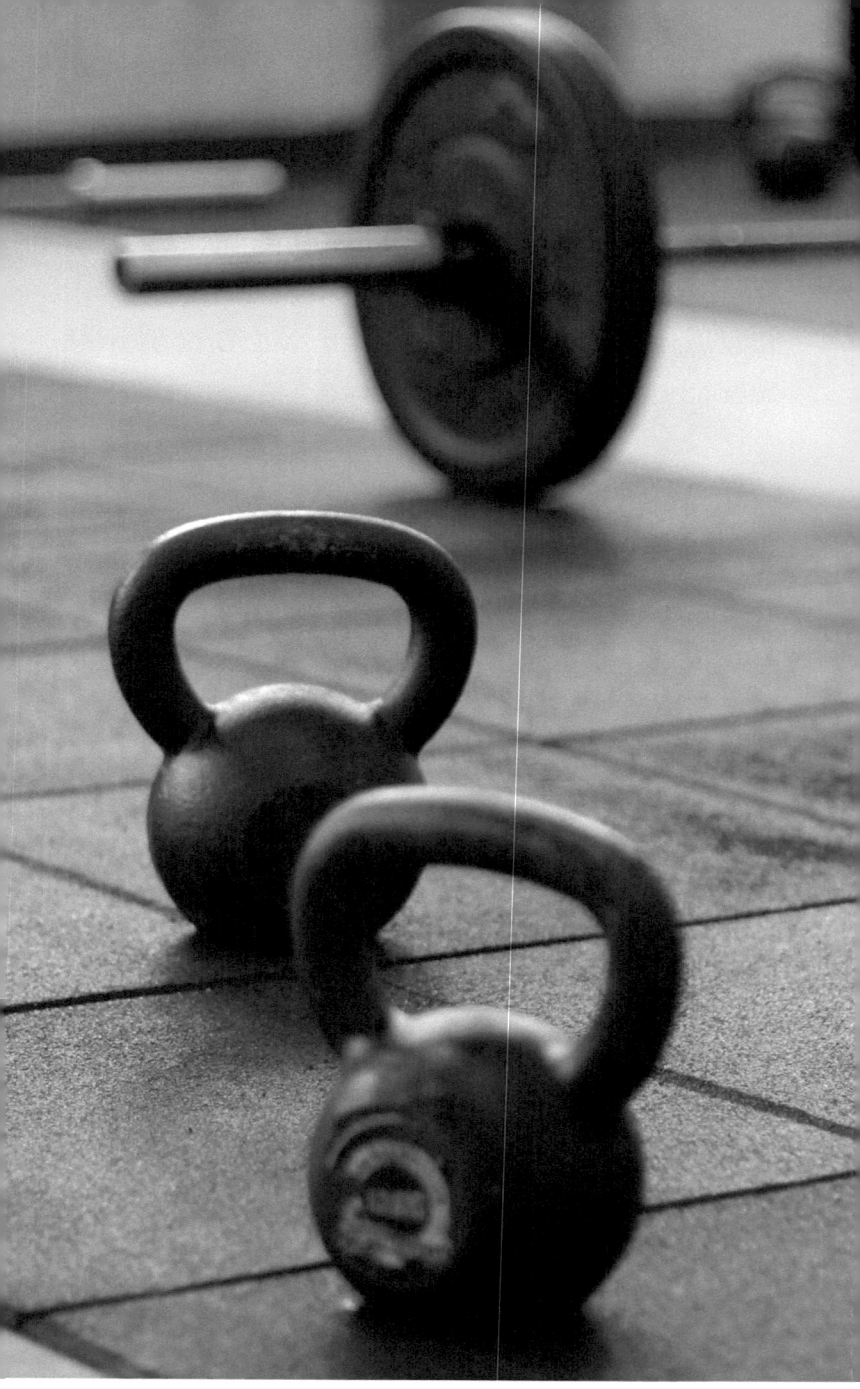

Krafttraining - Muckis fressen Fett

Wer schlaff und wabbelig auf dem Sofa hängt, darf sich nicht wundern, wenn auch sein Stoffwechsel ebenso schlaff ist. Wenn Du Krafttraining machst und Deine Muskeln trainierst, bringst Du damit auch Deinen Stoffwechsel auf Vordermann. Ein starker Muskel verbraucht auch im Ruhemodus und im Schlaf mehr Kalorien, als ein schwacher Muskel und noch viel mehr als der gut gefüllte Fettspeicher in Deiner Wampe und an anderen Stellen Deines Körpers. Vergiss also stundenlanges gemächliches Ausdauertraining auf dem Crosstrainer, dem Laufband oder beim Joggen in freier Natur erst einmal. Mach mit Krafttraining Deine Muskeln stärker. Wenn Du durch Krafttraining ein Kilo Muskelmasse aufbaust, dann steigerst Du damit deinen Grundumsatz, also die Kalorien, die Dein Körper im Ruhemodus verbraucht, um acht bis zehn Kilokalorien pro Tag. Und wenn diese Muskeln arbeiten, feuert auch das den Kalorienverbrauch und damit den Stoffwechsel an.

Wenn Du ausschließlich Ausdauertraining machst, beispielsweise durch stundenlanges Joggen, weil Dir jemand sagt, dass Du nur damit Kalorien verbrennen und abnehmen kannst, dann ist das nicht nur Blödsinn, sondern auch kontraproduktiv. Wenn Du nur Ausdauertraining machst, baut Dein Körper neben ein bisschen Fett vor allem auch all die Muskeln ab, die fürs dauerhafte Laufen nicht gebraucht werden. Das bedeutet, das bremst Deinen Stoffwechsel sogar auf Dauer aus.

Also: Ab ins Fitnessstudio und ran an die schweren Eisen! Nach einer Trainingseinheit mit anstrengendem Krafttraining läuft Dein Stoffwechsel auf Hochtouren. Und weil Dein Körper auch nach dem Training zur Regeneration und zum Bau von neuen Muskelzellen Energie braucht, hat das Krafttraining auch noch einen Nachbrenneffekt, denn Dein Stoffwechsel läuft auch danach noch eine ganze Weile auf höheren Drehzahlen.

Auch das Thema Bewegung und Sport ist eines der zentralen Themen in meinem Buch „Machs gut Dicker - Für Männer, die schlank, fit, stark und gesund werden wollen!"

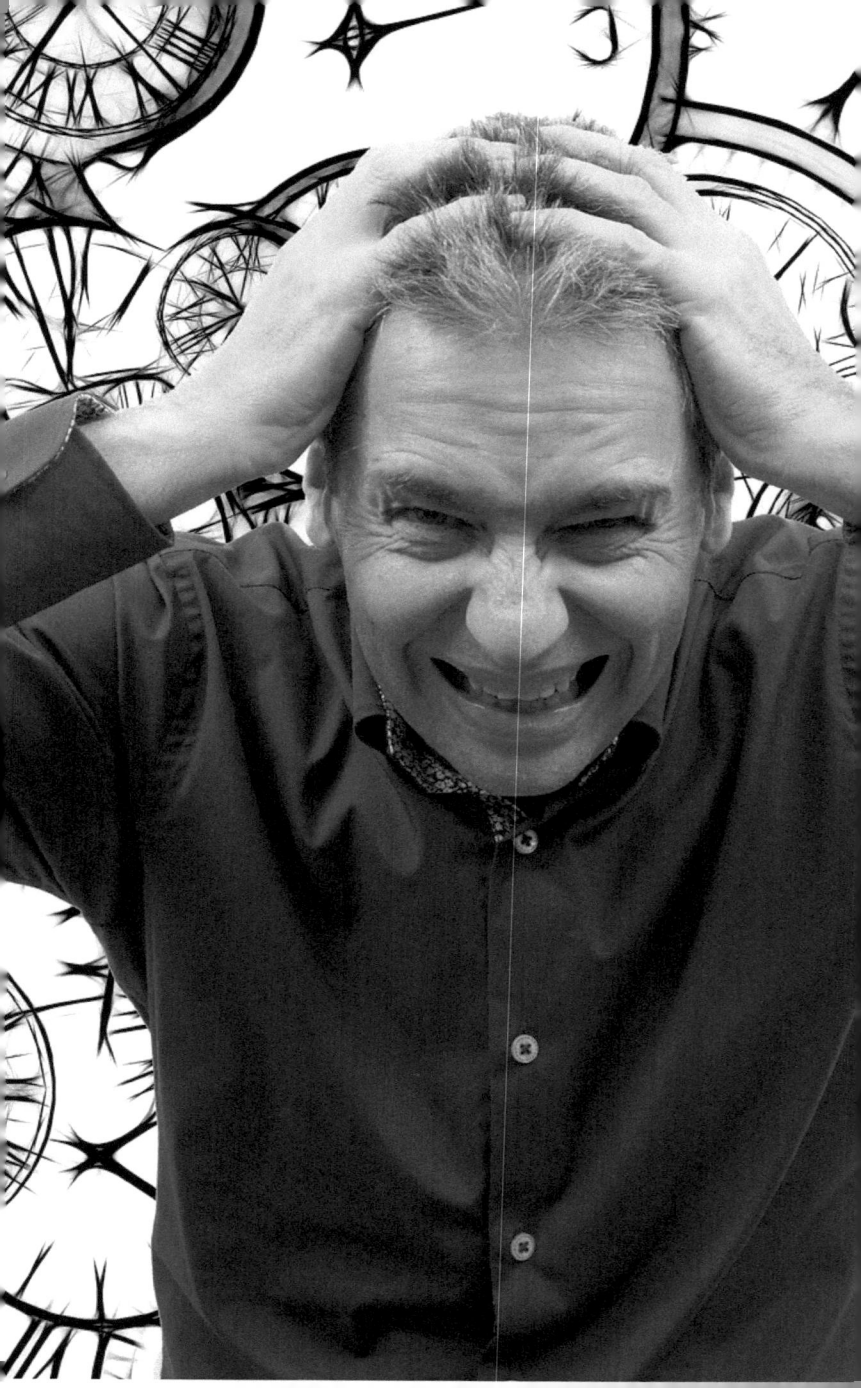

Stress in den Griff kriegen

Das soll ein Stoffwechsel-Hack sein? Ja! Und wie! Wer viel Stress hat und damit nicht umgehen kann, der sieht das bald auch an seiner Wampe. Warum? Belastender Stress löst oft Heißhungerattacken aus, denn der Cortisolspiegel steigt bis unter die Schädeldecke und bei dauerhaften Stress wird das sogar chronisch. Stehen die Nerven unter massiver Anspannung, schreit der Körper vor allem nach Zucker. Zucker sorgt für die Ausschüttung von Glückshormonen und hilft damit beim Abreagieren. Vielleicht kennst Du das, Du stehst so richtig unter Feuer und der Biss ins süße Kaffeestückchen, ein Rippchen Schokolade oder der großzügige Griff ins Gummibärchenglas wirken unglaublich beruhigend. Andere rennen nach draußen und rauchen eine oder drei, um den gleichen Effekt zu erzielen. Beides ist nicht gesund.

Doch der Stress macht nicht nur Alarm im Kopf, er zieht auch bei Deiner Verdauung die

Handbremse an. Also: Lerne, mit Stress gut umzugehen und diesen in den Griff zu bekommen. Dann verläuft Dein Tag nicht nur entspannter, sondern bei Deinem Stoffwechsel wird auch die Handbremse wieder gelöst. Meditation, Atemübungen aber auch eine effektive Zeitplanung und ein gutes Selbstmanagement können den Stress deutlich reduzieren. Und Sport hilft auch. Wenn Du einen harten Arbeitstag hattest, dann ab ins Fitnessstudio noch mal „eine Stunde Eisen schmeißen". Tob dich körperlich aus und Du wirst den Stress quasi mit ausschwitzen. Danach unter die heiße Dusche und ab ins Bett.

Bonus-Tipp: Eine gute Versorgung mit dem Mineral Magnesium ist auch eine Wunderwaffe gegen Stress. Magnesium hilft nämlich nicht nur gegen Muskelkrämpfe, sondern auch gegen den „Krampf im Kopf". Viele Menschen sind damit unterversorgt. Magnesium kann man einfach sublementieren.

Mehr dazu in meinem Buch „Machs gut Dicker - Für Männer, die schlank, fit, stark und gesund werden wollen!"

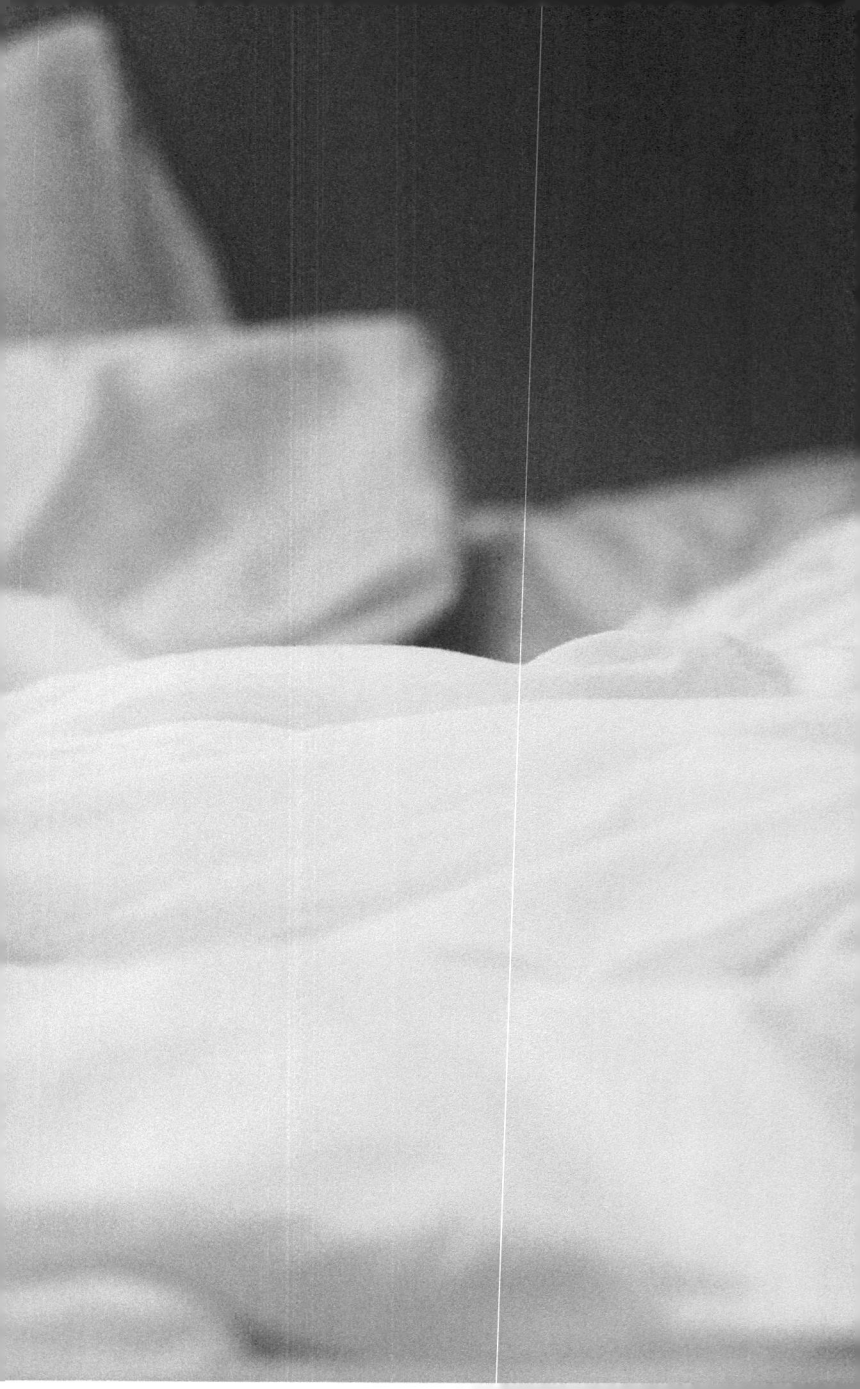

Ab ins Bett Du Penner!

Kennst Du so Typen, die damit angeben: „Ich komm mit vier Stunden Schlaf pro Nacht aus!" Genau, deshalb sind das vermutlich auch so unerträgliche Kotzbrocken. Wer sich einbildet, ein selbst auferlegter Schlafmangel sei ein Zeichen für Leistungsfähigkeit oder gar Männlichkeit, der schießt sich damit ein sattes Eigentor! Ausreichend Schlaf ist für die Gesundheit und Deine Fitness auf so vielen Ebenen essentiell und unverzichtbar. Zu wenig Schlaf fördert die Anfälligkeit für Stress. Zu wenig Schlaf macht krank. Zu wenig Schlaf macht Dich dick! Warum das alles?

Es ist wissenschaftlich bewiesen, dass Dein Körper im Schlaf nicht einfach nur ruht. Im Schlaf passieren viele wichtige Dinge. Dein Gehirn, vor allem Dein Unterbewusstsein verarbeiten alles, was Du am Tag erlebt hast. Der Tag wird sozusagen mental verdaut. Dein Körper regeneriert sich im Schlaf.

Er repariert defekte Zellen, baut beispielsweise nach einem intensiven Training neue Muskelzellen. Er baut Schadstoffe ab und transportiert diese ab, wenn Du morgens dann auf dem Klo sitzt. Ausreichender Schlaf fördert Stoffwechsel und Fettverbrennung. Schlafmangel stört die Bildung und Funktion der Hormone Ghrelin und Leptin, die für die Steuerung Deines Hungergefühls zuständig sind. Es gäbe noch mehr zu nennen, aber Du hast es sicher kapiert.

Wenn Du also nicht ausreichend schläfst - als ausreichend gelten mindestens sieben Stunden - dann bringst Du all das durcheinander. Wenn Dir also das nächste Mal so ein Held begegnet, der mit „mir reichen vier Stunden schlaf pro Nacht" prahlt, dann sage ihm: „Ich gönne mir mindestens sieben Stunden Schlaf pro Nacht!" Diese mindestens sieben Stunden machen Dich Stress-resistenter, gesünder, fitter und schlanker. Und was hat man davon, wenn man angeblich mit

nur vier Stunden Schlaf pro Nacht aus-
kommt, tagsüber aber nicht gut drauf ist und
dafür ein paar Jahre früher für immer die
Augen zu macht, als es nötig wäre? Also:
Gute Nacht und schlaf gut!

Literaturtipps:

Der Ernährungskompass

Autor: Bas Kast
ISBN-13: 978-3570103197
Online: https://amzn.to/2RFCmYr

Essen erlaubt!

Autor: Patric Heizmann
ISBN-13: 978-3453603769
Online: https://amzn.to/2Bkr2LY

Schuhbecks Welt der Kräuter und Gewürze

Autor: Alfons Schuhbeck
ISBN-13: 978-3898834995
Online: https://amzn.to/2BhRntZ

Taschenatlas Ernährung

Autor: Hans Konrad Biesalski, Peter Grimm,
Susanne Nowitzki-Grimm
ISBN-13: 978-3132418813
Online: https://amzn.to/2DfYLpV